Faszientherapie mit dem KLINEA-Konzept

Kerstin Klink · Rolf Eichinger

Faszientherapie mit dem KLINEA-Konzept

Eine gelenkschonende Methode für Therapeut und Patient

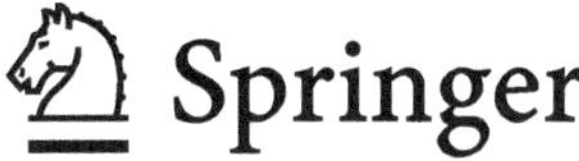 Springer

Kerstin Klink
Physiotherapie Praxis
Roth, Deutschland

Rolf Eichinger
Hilpoltstein, Bayern, Deutschland

ISBN 978-3-662-61479-2   ISBN 978-3-662-61480-8   (eBook)
https://doi.org/10.1007/978-3-662-61480-8

Die Deutsche Nationalbibliothek verzeichnet diese Publikation in der Deutschen Nationalbibliografie; detaillierte bibliografische Daten sind im Internet über http://dnb.d-nb.de abrufbar.

© Fotonachweis Umschlag: © Kerstin Klink
Umschlaggestaltung: deblik Berlin

Planung/Lektorat: Eva-Maria Kania
Springer ist ein Imprint der eingetragenen Gesellschaft Springer-Verlag GmbH, DE und ist ein Teil von Springer Nature.
Die Anschrift der Gesellschaft ist: Heidelberger Platz 3, 14197 Berlin, Germany

Vorwort

Wie die meisten meiner Physiotherapie- Kollegen, habe ich auch immer wieder viel Zeit in Fortbildungen verbracht. Ich lernte dabei sehr viel aber auch viel Überflüssiges, künstlich Überblähtes und wenig wirklich Praxisrelevantes. Oft ließen die erlernten Therapiemodelle, ein wirklich schlüssiges Konzept vermissen. Wegen dieser Erfahrungen entstand die Idee zu KLINEA.

Aus dem Fundus meiner langjährigen therapeutischen Erfahrungen wollte ich ein einfaches, schlüssiges Behandlungskonzept entwickeln, welches bereits für Berufseinsteiger geeignet sein sollte. Mir war es wichtig Berufsneulinge schnell auf ein gutes Niveau und damit auf Augenhöhe mit den älteren Kollegen im Team zu bekommen. Alle Therapeuten sollten sich damit in etwa auf dem gleichen Stand befinden und so den hohen Behandlungsstandard meiner Praxen sichern.

Bei KLINEA sollte der Patient sowohl in statischen, wie in dynamischen Phasen betrachtet werden, wobei der therapeutische Fokus auf die Erreichung von Entspannungszuständen gerichtet sein sollte. Idealerweise wird der Behandlungsverlauf durch objektive Parameter und praktische Schnelltests kontrolliert.

Durch die Zusammenarbeit mit Rolf Eichinger, lernte ich dessen Knotenmodell des Myofaszialen Organs kennen, welches für KLINEA eine praktische, theoretische Grundlage lieferte.

Da ich selbst seit einigen Jahren Probleme mit einer Rhizarthrose habe, hatte ich vor Jahren ein Behandlungswerkzeug, den „Klimmi" entwickelt. Da mir der Schutz der Therapeutenhand ein großes Anliegen ist, wird bei KLINEA möglichst immer damit gearbeitet.

KLINEA ist also ein Behandlungskonzept, das die wirksamsten Techniken aus der Physiotherapie nutzt und in einem schlüssigen Konzept denkt und dokumentiert. Es ist bestens erprobt und bewährt sich seit Jahren in meinen Praxen.

Einen praktischen Befundbogen inkl. Grafik zum Sichtbefund im Knotenmodell finden Sie im Anhang von Kap. 2 auf SpringerLink.

Roth   Kerstin Klink

Inhaltsverzeichnis

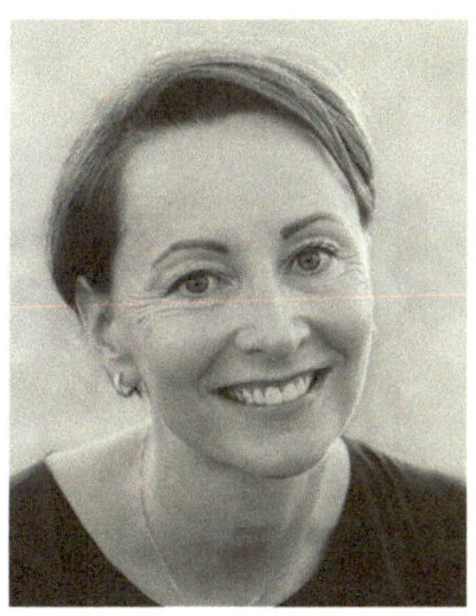

Kerstin Klink, Physiotherapeutin in eigener Praxis. Sie beschäftigt sich intensiv mit dem pathophysiologischen Knotenmodell und entwickelte das Behandlungstool „Klimmi" zur Schonung der Therapeutenhände.

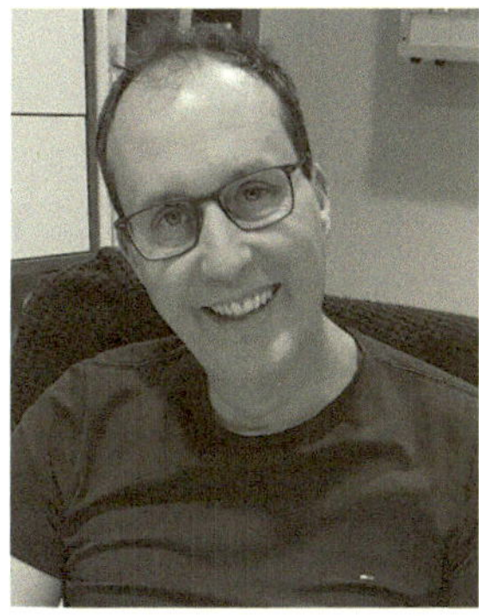

Dr. med. Rolf Eichinger, Allgemeinmediziner in eigener Praxis. Mit seiner Zusatzqualifikation im Bereich der Chirotherapie widmet er sich insbesondere der Erforschung und Behandlung des myofaszialen Organs.

1.1 Entstehung funktioneller, myofaszialer Beschwerden und ihre Folgen

Die Arbeitsweise vieler Therapeuten ist durch den Anatomieunterricht der Ausbildungszeit geprägt. Dieses Denken bildet vom Skelett ausgehend, über Muskeln und Organe das Körperbild. Erst nach der Ausbildung, durch weitere Schulungen, kommen langsam Faszien ebenfalls in den Fokus. Der Koautor dieses Buches hat das Bild vom Myofaszialen Synzytium entwickelt. Dieses Modell denkt vom Bindegewebe aus, das mit seinen Organ-, Skelett- und Muskellogen, alle Teile unseres Körpers „einbettet", ihnen Lager und Platz zuweist und letztlich als zentrales Organ unseren Körper strukturiert. Wenn bei manchen Molcharten Gliedmaßen nach Verlust wieder neu nachwachsen, geschieht das in einer Bindegewebsmatrix, die den Bauplan zunächst vorgibt und in die dann alle weiteren Teile der Extremität hinein gebildet werden. Das Myofasziale Organ gibt uns also Form und Stabilität und ist dynamisch in jede Bewegung aktiv und passiv eingebunden.

Besondere Bedeutung erfährt das Myofasziale Organ als die Struktur, die alle Rezeptoren der Propriozeption und je nach Definition von Faszie, sogar die gesamte somatosensible Information rezeptiert. Ein Zuviel an Spannung, etwa durch eine dauerhafte Fehlhaltung, sendet beispielsweise ein Signal an das Gehirn und kann so eine Positionsänderung auslösen.

Die Gewebespannung des Myofaszialen Organs ist aktiv geregelt. Kommt es zu Störungen, persistieren Hypertensionen. Hypertensionen können Strukturen in ihren Bindegewebslogen irritieren, indem sie den Raum für diese Strukturen verengen. Es kommt im neurologischen Bereich zu Reizleitungsstörungen wie Parästhesien, Schmerzen und Schwäche. Außerdem leidet der Stoffwechsel im Gewebe unter Perfusionseinschränkungen, die zu lymphatischen Stauungen und zu allgemeinen Einschränkungen eines Gebietes führen.

Für eine mühelose Bewegung ist eine harmonische Gewebespannung notwendig, die eine optimale Organversorgung gewährleistet.

© Springer-Verlag GmbH Deutschland, ein Teil von Springer Nature 2020
K. Klink und R. Eichinger, *Faszientherapie mit dem KLINEA-Konzept,*
https://doi.org/10.1007/978-3-662-61480-8_1

Wie kommt es zu Hypertensionen im Myofaszialen Organ? In vielen Praxen sind seit Jahren stets dieselben Ursachen myofaszialer Störungen zu beobachten. An erster Stelle steht ein Mangel an Bewegung, der häufig mit einseitiger Fehlhaltung kombiniert ist.

Vor allem Menschen mit sitzender Tätigkeit klagen häufig über Schmerzen, die rein myofaszial ausgelöst sind. Besonders deutlich werden die Auswirkungen von Immobilität auch nach Verletzungen oder Operationen. Totale Ruhigstellung reduziert die liquide Matrix im Bindegewebe und führt zu Verklebungen der Faserstrukturen. Das Myofasziale Synzytium wird rigide, steif und verbacken. Narben tun dann ein Weiteres. Wird nach einem Trauma jedoch rechtzeitig manualtherapeutisch behandelt und früh mobilisiert, reduzieren sich alle genannten Probleme, das Trauma heilt besser, schneller und die Narbenbildung ist geringer.

Wie jede Struktur im Körper ist auch unser Myofasziales Organ darauf angewiesen genutzt zu werden. Ein reger Wechsel aus Spannung und Entspannung, Zug und Druck ist ideal für die Gleitfähigkeit und Flexibilität des Myofaszialen Organs. Abb. 1.1 zeigt die Verzahnung der verschiedenen funktionellen Faktoren.

Betrachtet man einen Menschen, lässt sich durch seine Körperachse ein Lot fällen. Vereinfacht gedacht, ist der Mensch entspannt, wenn er sich in einer lotgerechten Haltung befindet. Außerhalb dieses Lotes muss der Körper Spannung, also Energie aufwenden um nicht zu stürzen. Je weiter sich ein Körper aus seinem Lot entfernt, desto mehr Spannung entsteht. Abb. 1.2 zeigt dies anschaulich.

Natürlich führen lange andauernde Fehlhaltung zu Adaption des Myofaszialen Organs. Irgendwann ist es einem Körper dann nicht mehr möglich, sein Lot aus eigener Kraft zu erreichen.

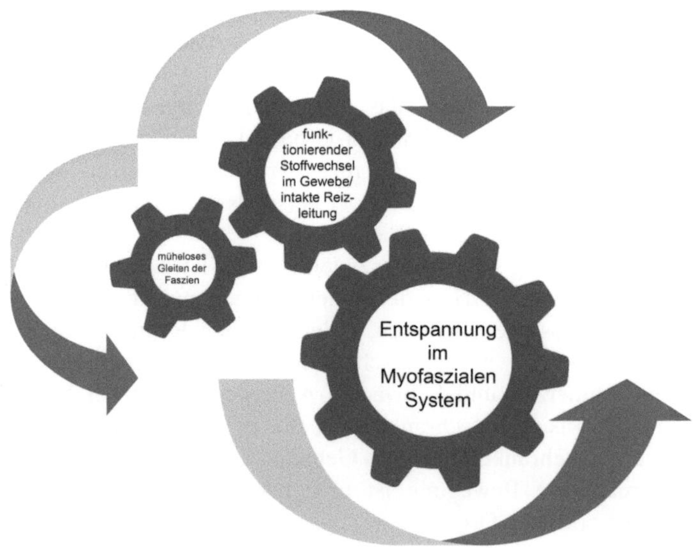

Abb. 1.1 Verzahnung der verschiedenen funktionellen Faktoren des Myofaszialen Organs

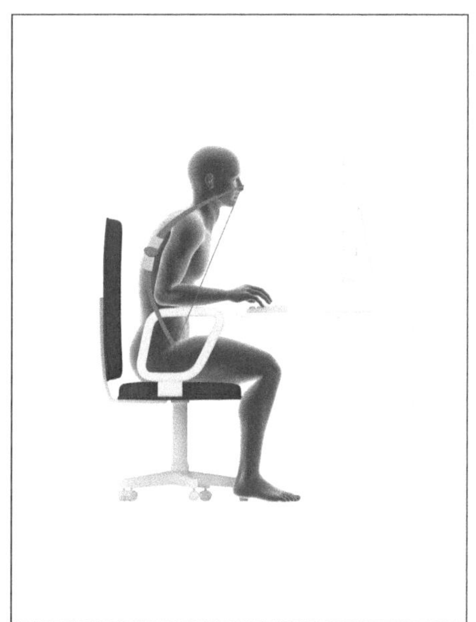 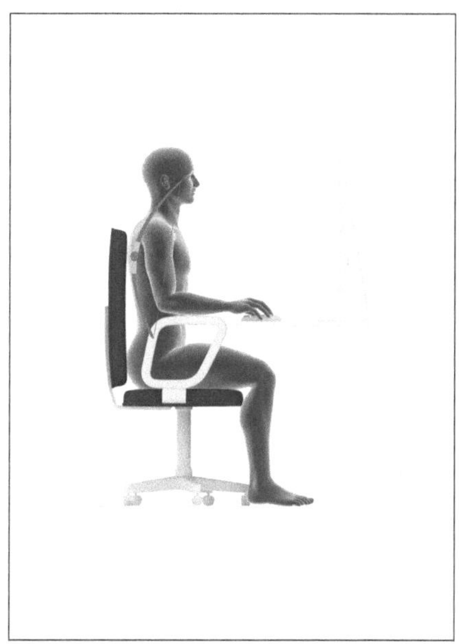

Abb. 1.2 *Links*: Grafische Darstellung des Spannungsbogens eines aus dem funktionellen Lot geratenen Menschen; *rechts*: Durch lotgerechte Haltung kann die Spannung im Gewebe auf ein Minimum reduziert werden

Man kennt das „Lot" aus der Geometrie und hier ist es ein statischer Zustand. Da ein Organismus immer dynamisch ist, wurde für KLINEA der Begriff „Lotdurchgang" entwickelt, der bei diesem Konzept entscheidend ist.

In unserem Alltag sollten wir diesen Lotdurchgang während einer Bewegung möglichst oft passieren, denn in diesen kurzen Momenten erfährt unser Myofasziales System totale Entspannung.

Fast alle myofaszialen Beschwerden sind auf eine andauernde Spannung zurückzuführen, weil der Lotdurchgang und die damit einhergehende Entspannung fehlen.

Egal ob chronische LWS-Beschwerden, der berühmte „Fersensporn" oder der häufig diagnostizierte „Tennisellbogen" sind keine Reaktionen auf eine Arbeitsüberlastung, sondern zu wenig Lotdurchgänge bei dieser Arbeit. Durch fehlende Momente der Entspannung, manifestieren sich Hypertensionen, Fasern „verfilzen", das Gewebe büßt Beweglichkeit und Stoffwechselaktivität ein und es kommt zu myofaszialen Schmerzen und Periostreaktionen im Sinne einer Insertionstendopathie. Besagte Schmerzen müssen nicht im Bereich der eigentlichen Störung auftreten, sondern projizieren sich viel häufiger an anatomische Schwachstellen. Wie der Therapeut die eigentliche Ursache der myofaszialen Symptome findet, wird im Kap. 2 „Befunderhebung" beschrieben.

Doch noch einmal zum Lotdurchgang am Beispiel eines Läufers:

In der Sagittalebene betrachtet, sollte der Läufer seinen Oberkörper aufrichten und in der Standbeinphase im Moment, wenn sich das Becken genau über dem oberen Sprunggelenk befindet (siehe Abb. 1.3), sein Lot passieren. Aus der Frontalebene betrachtet, sollte das Becken beim Laufen kaum nach lateral abweichen. In der Transversalebene behält ein guter Läufer seine natürliche Gegenrotation des Oberkörpers gegenüber des Beckens bei. Umso mehr er von diesem Pendeln um das Lot abweicht, desto weniger Lotdurchgänge bzw. Entspannungsmomente erfährt sein Körper während des Laufens. Strukturen werden überdurchschnittlich belastet und es kostet ihm unnötige Energie sich fortzubewegen.

Ein überwiegend sitzender Mensch mit seinen üblichen Faszienverklebungen, kann oft beim Laufen per se sein Lot durch Fehlhaltungen nicht mehr passieren. Diese Menschen laufen nicht nur ineffizient, sondern provozieren lokale Überbelastungen. Die Folgen sind dann „Läuferknie", Fersenschmerzen, und Muskelfaserrisse. Ausgelöst sind diese Befunde durch myofasziale Störungen aufgrund von reduzierten Lotdurchgängen. Dass Kortison NRSA oder lokale Massagen keinen anhaltenden Therapieerfolg erzielen, ist nur logisch.

Eine weitere Eigenschaft von Faszien ist das Speichern von Energie. Bei einem guten, balancierten Läufer werden während des Trainings Funktionsketten aktiviert. Zur Verdeutlichung wird das Aufsetzen des Fußes nach der Flugphase bei einem Läufer betrachtet. Durch die Gewölbekonstruktion des Fußes ist es der Plantarfaszie möglich Spannungsenergie zu speichern, um diese beim Abdrücken nach der Abrollphase wieder freizusetzen. Dieser Vorgang sorgt bei einem intakten Fußgewölbe und einem funktionierenden Myofaszialen System für einen runden, gelenkschonenden und effizienten Bewegungsablauf. Der Läufer spart so Energie.

Die Phasen des Lotdurchgangs finden meist nur in Teilen statt, während andere Teile Spannungsphasen durchlaufen. Verdeutlichen lässt sich das anhand des Beispiels einer PC-Mouse. Schwebt der Unterarm ungestützt vom Schreibtisch, um die Maus zu bedienen, ist an einen Lotdurchlauf nicht zu denken. Der lange, schwere Hebel des Armes, oft mit einer kyphosierten Haltung kombiniert, erzeugt unweigerlich Spannung in der gesamten Funktionskette Nacken- Schulter- Arm-Hand (Abb. 1.4, 1.5).

Zunächst wird das Armgewicht von der scapula-umgreifenden Muskulatur gehalten. Die kontralaterale Seite im Bereich der BWS erhöht zum Ausgleich die Spannung. Über den M. trapezius, pars descendens, den M. levator scapulae sowie verschiedene fasziale Verbindungen setzt sich die Spannung nach cranial fort. Auch die komplette muskuläre Kette des Arms nimmt nach distal hin an Spannung zu. Reflektorisch erhöht sich dadurch die myofasziale Spannung im gesamten Bereich der HWS, BWS und des gesamten Arms. Strukturen, die durch fasziale Logen ziehen, welche anatomische Nadelöhre darstellen, werden bedrängt. Häufige Folgen sind Tendo-/Tendovaginitiden des Unterarms. Die Bedrängung der neuralen Strukturen ruft häufig Parästhesien in Hand und Unterarm hervor. Kopfschmerzen, Schwindel und Ohrgeräusche oder Ohrdruck sind weitere Symptome, die uns täglich in der Praxis begegnen.

Meist lässt sich durch gezielte fasziale Releasetechniken in Kombination mit dem Einrichten eines ergonomischen Arbeitsplatzes und Haltungsschulung nach wenigen Behandlungen eine deutliche Besserung oder sogar Heilung erzielen, weil dem Patienten so wieder Lotdurchgänge während seiner Arbeit ermöglicht werden (Abb. 1.4 und 1.5).

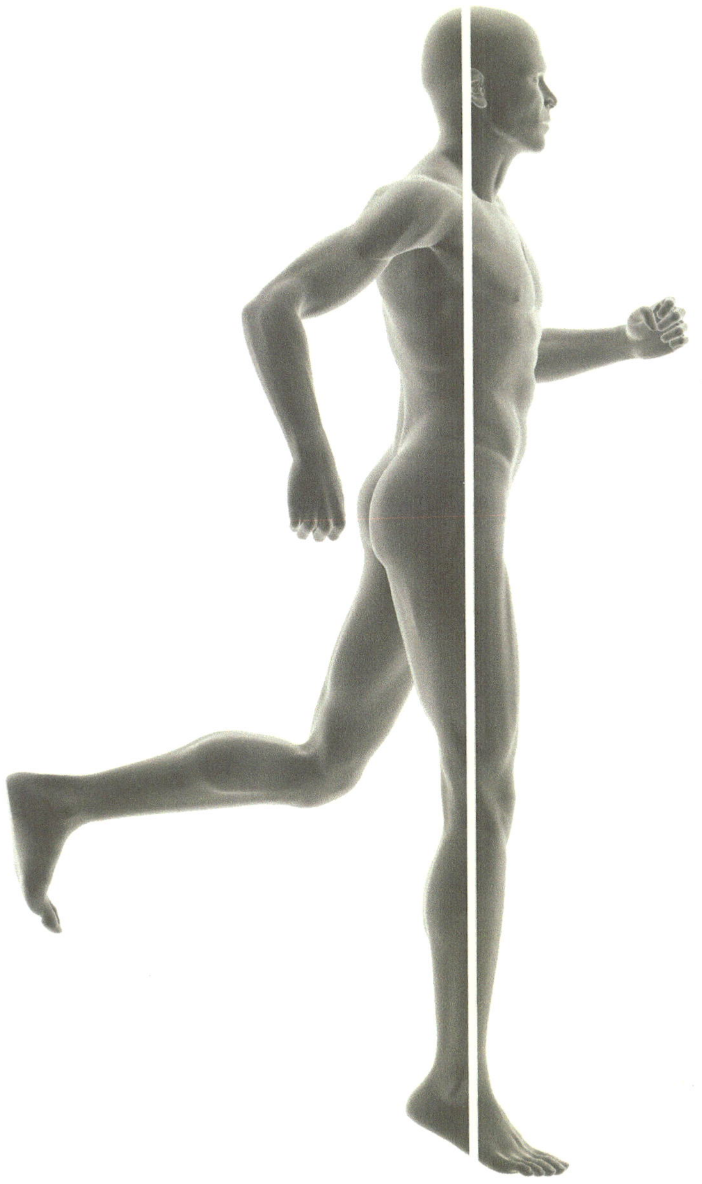

Abb. 1.3 Ein Läufer beim Passieren des Lotdurchganges, Ansicht von lateral

Allerdings wäre es zu einfach nur dauerhafte Fehlhaltungen und Verletzungen für Störungen im myofaszialen System verantwortlich zu machen. Auch organische Fehlfunktionen können reflektorisch zu einer erhöhten Faszienspannung führen.

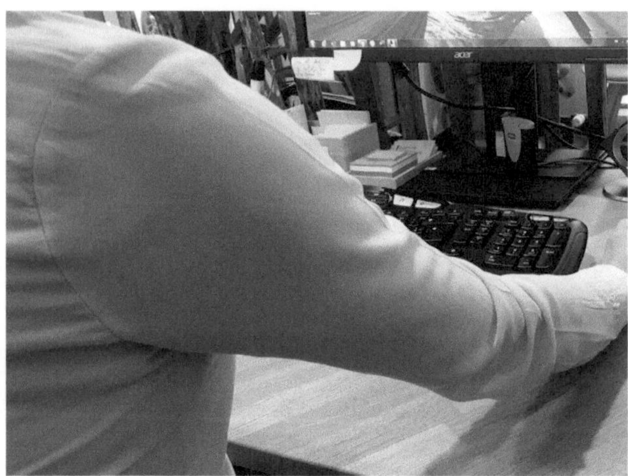

Abb. 1.4 Ungünstige Armhaltung bei der Arbeit mit der Maus. So ist dem Arm kein Lotdurchgang möglich

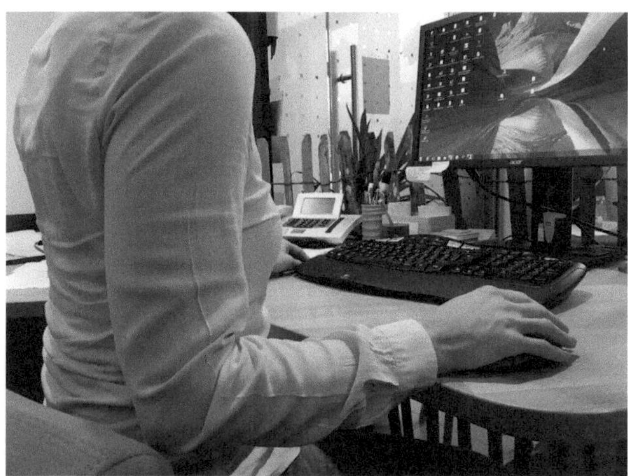

Abb. 1.5 Der Arm liegt entspannt und lotgerecht. Es muss keine unnötige Spannung aufgebaut werden, die zu Überlastungssyndromen führt

Bei solchen Störungen ist eine enge Zusammenarbeit zwischen Physiotherapeuten und Ärzten erforderlich.

Um organische Ursachen als Auslöser myofaszialer Störungen zu begreifen, hat sich das Knotenmodell von Dr. Eichinger für KLINEA sehr bewährt. Es erleichtert das Verständnis myofaszialer Störungen und bietet eine Grundlage der Kommunikation zwischen den beteiligen Therapeuten. Auch die Befunderhebung bei KLINEA erfolgt anhand des Knotenmodells.

Fazit

Die Arbeitsweise vieler Therapeuten ist durch den Anatomieunterricht der Ausbildungszeit geprägt. Dieses Denken bildet vom Skelett ausgehend, über Muskeln und Organe das Körperbild. Erst nach der Ausbildung, durch weitere Schulungen, kommt das Myofasziale Organ ebenfalls in den Fokus. Erst mit Erfassung dieses Elements erschließen sich für den Behandler Zusammenhänge, die einer Therapie nachhaltigen Erfolg verleihen. Da Ursache und Auswirkung einer Funktionsstörung des Myofaszialen Organs allerdings nicht unbedingt deckungsgleich sind, ist es sinnvoll, strukturiert vorzugehen. KLINEA bietet ein allumfassendes Konzept zur Behandlung verschiedenster Symptome des Myofaszialen Organs. Es bietet einen Leitfaden, der von der Anamnese über praxisrelevante Schnelltests in eine schlüssige Behandlung mündet. ◀

1.2 Pathophysiologisches Knotenmodell (geschrieben von Dr. Eichinger)

Myofasziale Störungen sind häufig und verursachen in meiner Allgemeinmedizinischen Praxis ca. 70 % der Konsultationen. Typische Symptome von myofaszialen Störungen sind:

- **Spannungskopfschmerzen**
- **Migräne/Fibromyalgie(??)**
- **Sehstörungen, vor allem Mouches voilantes**
- **Vertigo**
- **Tinnitus**
- **Hörstürze**
- **Dysphagien, Kloßgefühl**
- **Insertionstendopathien (Tennisellbogen)**
- **Arthralgien teilweise mit Reizergüssen**
- **Muskelschmerzen**
- **thorakale Sensationen mit den Symptomen eines Infarktes**
- **Oberbauchdruckgefühle oft mit Nausea**
- **Leistenschmerzen**
- **Rückenschmerzen**
- **schmerzhafte Bewegungseinschränkungen**
- **Tendovaginitiden**

Natürlich können die aufgeführten Beschwerden auch andere Ursachen haben, am häufigsten sind sie jedoch auf Fehlfunktionen des Myofaszialen Organs zurückzuführen.

Leider wurde das Myofasziale Organ lange in seiner Bedeutung völlig verkannt, selbst die Auffassung als eigenes Organ, bestehend aus Bindegewebe und

Muskulatur ist, noch vielen völlig fremd. Deshalb lernt man im Medizinstudium noch immer wenig über myofasziale Störungen, deren Ursachen und Behandlung. Ein Austausch zwischen Ärzten und Physiotherapeuten, die oft viel mehr über myofasziale Störungen wissen, findet selten statt. Die Folgen sind fatal und verursachen vermeidbare, hohe Kosten.

Im menschlichen Embryo bildet sich bereits ab der der dritten Woche das Mesenchym, welches hauptsächlich mesodermalen Ursprungs ist aber auch ekto-und endodermale Anteile hat. Von vorne herein sind diese pluripotenten Mesenchymzellen über Zellfortsätze mechanisch und kommunikativ verbunden.

Im weiteren Verlauf der Phylogenese bildet das Mesenchym:

- lockeres, straffes und retikuläres Bindegewebe
- Viszerale und parietale Faszien
- Knochen und Knorpel
- Glatte Muskulatur und Herzmuskel
- Niere und Nebenniere
- Blutbildendes System
- Lymphgefäße
- Haut

Das Bindegewebe bildet also von Anbeginn eine engvernetzte Struktur in dem dann alle anderen Organe in Logen untergebracht werden. Wir sprechen deshalb vom Myofaszialen Synzytium, das man sich wie eine Art Schwamm vorstellen kann. Dieses Synzytium verbindet in unserem Körper alles mit allem und ist das Integrative Organ für jede Form von Bewegung. Die gesamte propriozeptive, somato- und viszerosensible Rezeption unseres Körpers läuft über Rezeptoren des Myofaszialen Organs. Selbst Muskel- und Sehnenspindeln werden vom Bindegewebe gestellt. Neben der immensen neurologisch afferenten Funktion ist das Bindegewebe auch motorisch gesteuert.

Es enthält neben Fibroblasten, die Kollagen- und Proteoglykanfasern bilden, auch Myofibroblasten, die aktiv die Bindegewebsspannung steuern. Ich vermute auch, dass selbst die semiliquide Matrix, in der Kollagenfasern „schwimmen", gesteuert ihre Viskosität ändert, ähnlich dilatanter kolloidale Dispersionen, wie sie bei Stoßdämpfern Verwendung finden. Durch diese mechanischen Qualitäten ist unser Bindegewebe in jede Bewegung eingebunden, es vermittelt, dämpft und speichert kinetische Energie und kann diese gegebenenfalls wieder frei setzen (Abb. 1.6).

Da unsere Muskulatur und unser Bindegewebe funktionell besonders eng verbunden sind, ist es nur schlüssig beides als Myofaziales Organ zusammenzufassen und zu begreifen.

Jeder Physio- und Chirotherapeut macht die Beobachtung, dass Myogelosen (= Blockade = Triggerpunkt) oft sofort nach einer Manipulation weg sind. Meiner Meinung nach ist das der Beweis, dass manipulative Therapien hauptsächlich über neurologische Effekte wirken. Myofasziale Schmerzen sind per se keine inflammatorischen Schmerzen sondern werden über eigene Nozizeptoren

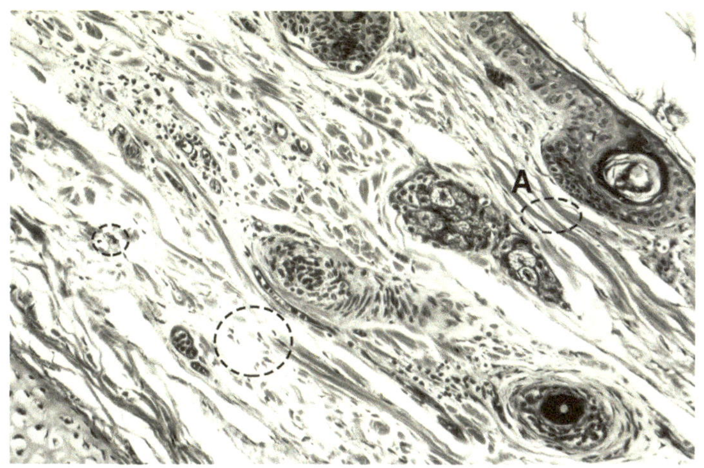

Abb. 1.6 Bindegewebe mit A = Kollagenfasern, B = Myofibroblast, C = Fibroblasten

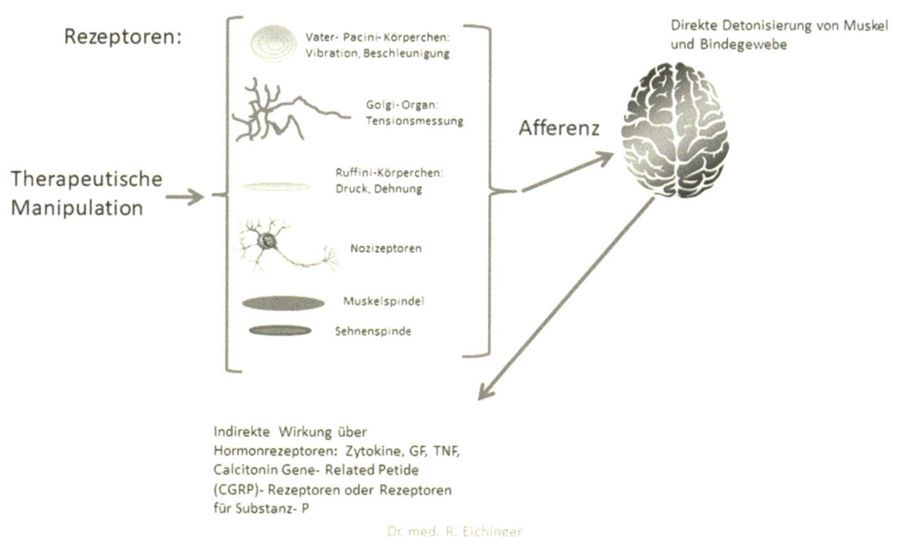

Abb. 1.7 Myofasziale Rezeptoren und Regelkreismodell

des Bindegewebes vermittelt. Bei Manipulationen werden mechanische Reize auf afferente Mechanorezeptoren gesetzt, die reaktiv zentrale Efferenzen aktivieren, die die Myogelose auflösen, indem sie das Myofasziale Organ detonisieren. Abb. 1.7 zeigt ein einfaches Modell dieses Regelkreises.

Es ist auffällig, wie sich Blockaden oder Myogelosen immer auf gleiche Areale konzentrieren. Diese Areale sind Regionen besonders intensiven, afferenten Inputs und beinhalten immer Gewölbestrukturen, die wohl besonders effizient

Spannungsvektoren im Myofaszialen Synzytium moderieren. Ich habe diese Areale als „Knoten" definiert. Diesen Knoten nehmen sowohl in der Behandlung von myofaszialen Störungen, als auch in der Diagnostik myogelose-auslösender Ursachen Schlüsselstellungen ein.

Wir unterscheiden die besonders wichtigen fünf proximalen Knoten, die in Kopf und Rumpf sitzen, von den vier distalen, welche sich in den Extremitäten finden und eher für den Physiotherapeuten von Bedeutung sind. Die folgende Liste zeigt die Knoten mit den jeweiligen Gewölbestrukturen (Abb. 1.8).

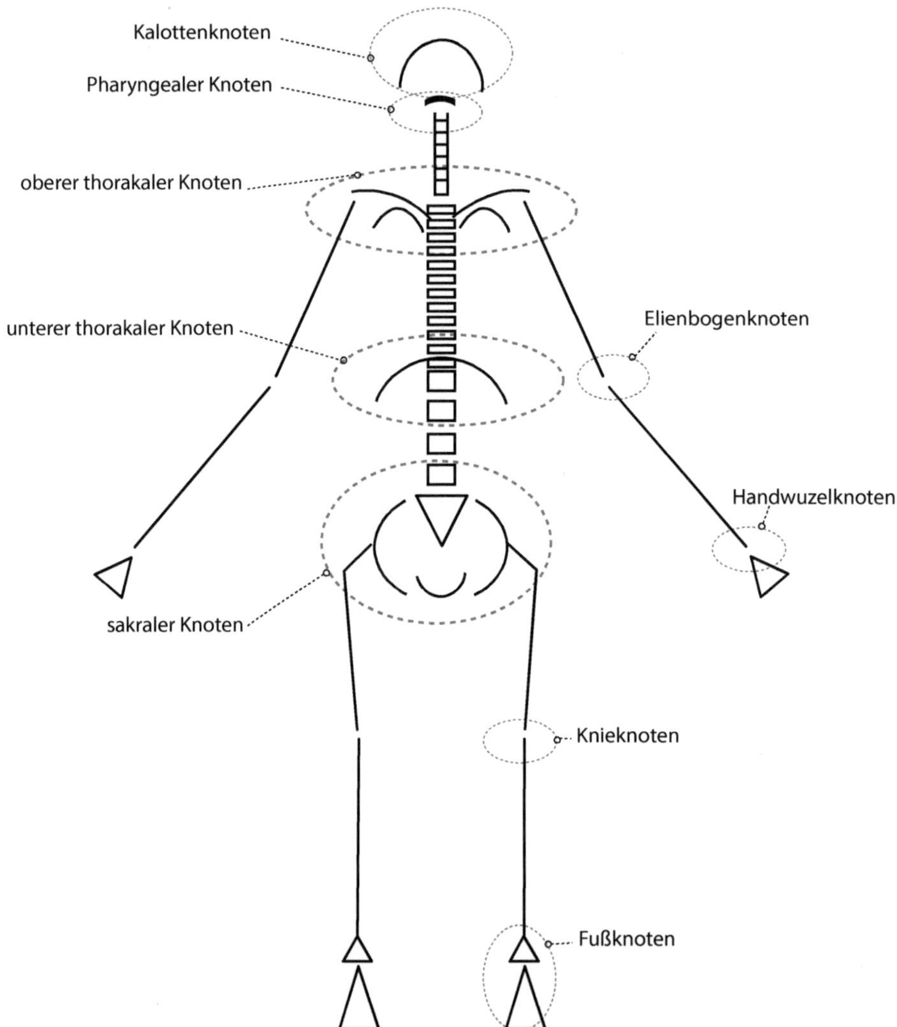

Abb. 1.8 Das Knotenmodell

1. Kalottenknoten   Kopfschwarte
2. Pharyngealer Knoten   Gaumen/Mundboden
3. oberer thorakaler Knoten   Pleurakuppeln
4. unterer thorakaler Knoten   Zwerchfell
5. Sakraler Knoten   Beckenboden
6. Ellenbogenknoten
7. Handwurzelknoten
8. Knieknoten
9. Fußknoten

Myogelosen sind ein alltägliches Phänomen. Sind sie aber, trotz einer physio- oder chirotherapeutischen Behandlung, schnell rezidivierend, dann werden sie durch andere Störungen unterhalten. Und da über das Myofasziale Synzytium alles korrespondiert, kann eine Achillodynie beispielsweise durch einen Zahnherd im Pharyngealen Knoten ausgelöst sein.

Die folgenden Abbildungen zeigen Daten aus meiner Praxis. Die Summe der Prozentangaben ist größer Hundert, weil manche Patienten mehrere myogelose-auslösende Ursachen gleichzeitig hatten (Abb. 1.9, 1.10 und 1.11).

Auffällig ist bei allen drei Kollektiven die Bedeutung von psychischen Aus-lösern für Myogelosen. Dies zeigt auch, wie eng das Myofasziale Organ hormonell eingebunden ist. Stresshormone führen zu Hypertensionen und Myogelosen.

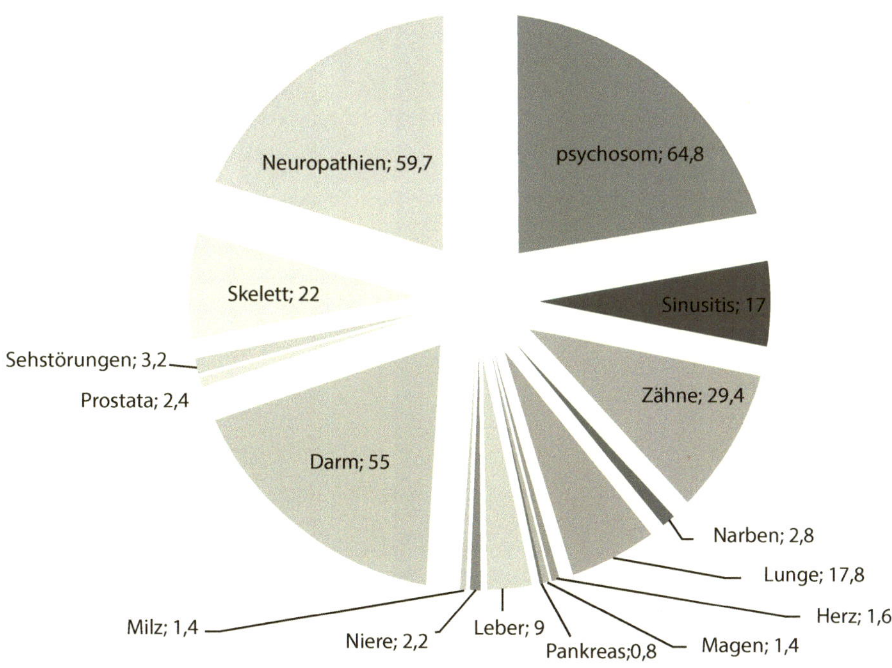

Abb. 1.9 Männer (20–60 J, n = 500), Angaben in Prozent der Fälle

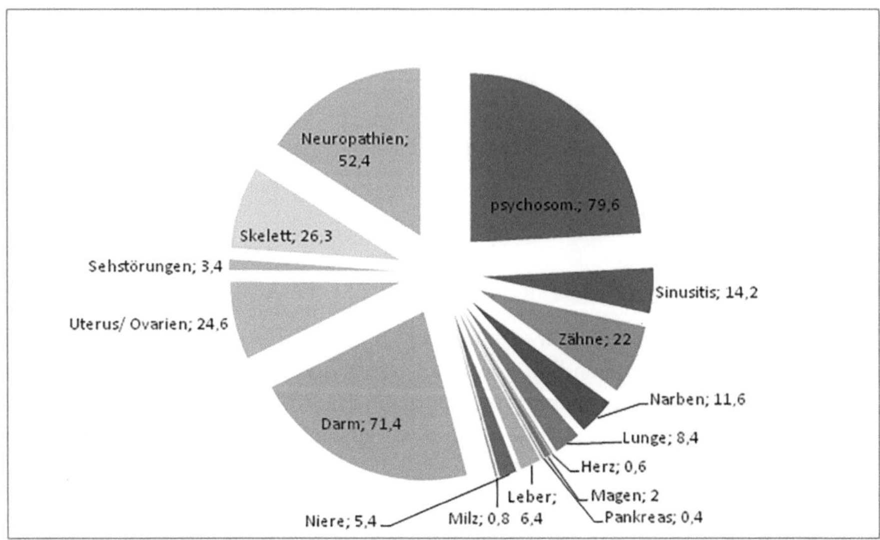

Abb. 1.10 Frauen (20–60 J, n = 500), Angaben in Prozent der Fälle

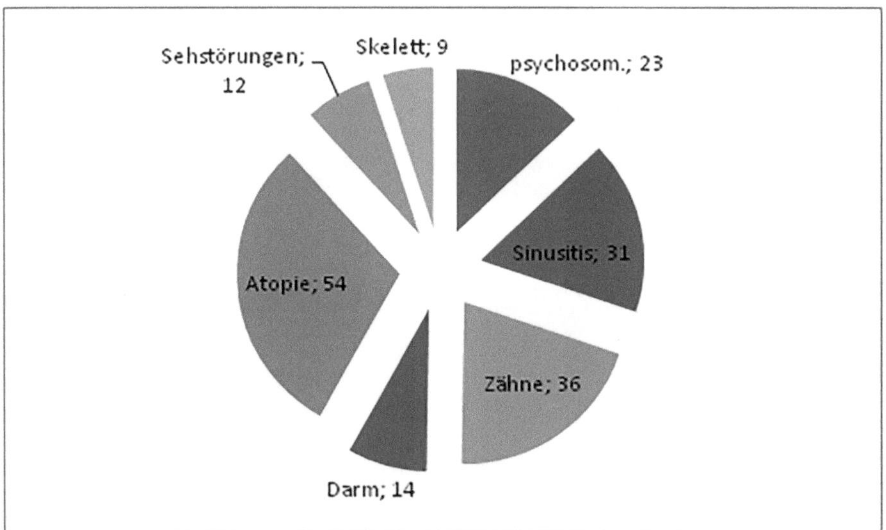

Abb. 1.11 Kinder (5–14 J, n = 100), Angaben in Prozent der Fälle

Besonders wichtig sind Störungen, welche über Konsistenzänderungen von Organen, deren Compliance ändern. Unter Compliance verstehen wir ideales Eingebundensein von Organen in Bewegungen analog der Lungencompliance. Eine ungeschädigte, elastische Lunge folgt mühelos den Thoraxbewegungen, eine emphysematische tut das nicht mehr und verursacht immer myofasziale Symptome. Es lohnt sich also immer bei persistierenden myofaszialen Beschwerden, nach auslösenden Pathologien in den Konten, und hier vor allem nach Compliance- Beeinträchtigungen zu fahnden. Das macht immer eine enge Zusammenarbeit der beteiligten Therapeuten, insbesondere von Physiotherapeuten und Ärzten, erforderlich.

Da das Knotenmodell und die aus ihm resultierenden diagnostischen Schritte im Buch „Myofasziale Schmerzen und Funktionsstörungen", Springer 2019, eingehend beschriebt, wird das differentialdiagnostische Vorgehen bei persistierenden myofaszialen Störungen am Beispiel des Pharyngealen Knotens gezeigt.

Abb. 1.12 zeigt typische Beschwerden, die ihre Ursache in Störungen im Pharyngealen Knoten haben.

Das folgende Flussdiagramm zeigt das differentialdiagnostische Vorgehen. Natürlich müssen auch alle anderen Ursachen, die über nicht- myofasziale Mechanismen Symptome verursachen, in die Abklärung einfließen. Das differentialdiagnostische Vorgehen hangelt sich vom Häufigen zum Seltenen (Abb. 1.13).

Ist eine Störung ausgemacht, muss sie therapiert werden, wobei es meist sinnvoll ist physiotherapeutisch parallel weiter zu behandeln, denn ein deblockiertes Myofasziales Organ ist für jeglichen Heilungsprozess von entscheidender Bedeutung.

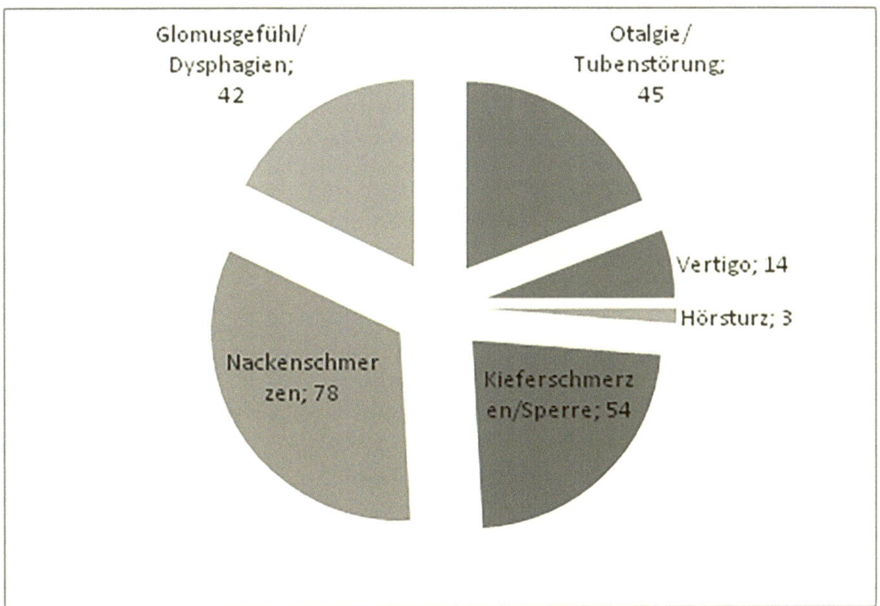

Abb. 1.12 Prozentuale Verteilung Symptome Pharyngealen Knoten (PK)

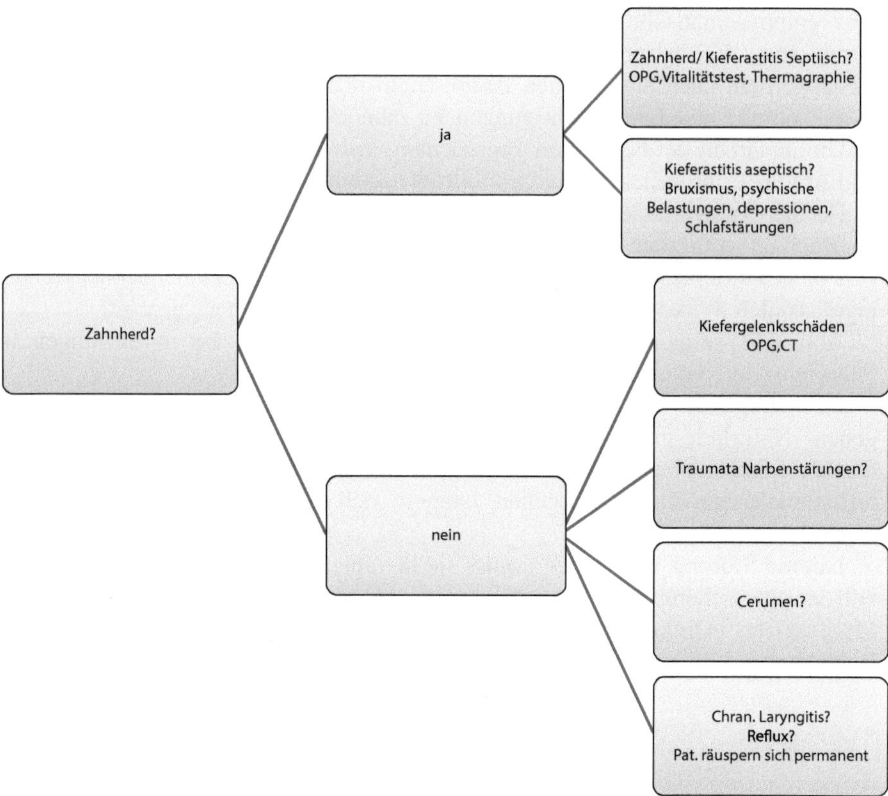

Abb. 1.13 Vorgehensweise bei Verdacht auf ein Zahnherdgeschehen

Myofasziale Störungen sind häufig und verursachen in der Allgemein-medizinischen Praxis rund 70% der Konsultationen. Die Beschwerden reichen von alltäglichen Rückenbeschwerden, Spannungskopfschmerzen, Vertigo, sämtliche Oberbauchbeschwerden mit Nausea bis hin zu Sehstörungen, Arthralgien usw. Natürlich können diese Beschwerden auch andere Ursachen haben, am häufigsten jedoch liegt die Ursache im Myofaszialen Organ begründet. Das Bindegewebe bildet also von Anbeginn eine engvernetzte Struktur in demdann alle anderen Organe in Logen untergebracht werden. Wir sprechen deshalbvom Myofaszialen Synzytium, das man sich wie eine Art Schwamm vorstellenkann. Dieses Synzytium verbindet in unserem Körper alles mit allem und ist das Integrative Organ für jede Form von Bewegung. Die gesamte propriozeptive, somato- und viszerosensible Rezeption unseres Körpers läuft über Rezeptoren des Myofaszialen Organs. Um ein strukturelles Vorgehen in der Praxis zu ermöglichen, entwickelte Dr. Eichinger das Knotenmodell. Ihm fiel auf, dass sich Blockaden oder Myogelosen immer auf gleiche Areale konzentrieren und definierte sie als „Knoten".

1.3 Stauchung und Hypertension der Myofaszialen Knoten

Wie bereits angeschnitten, befunde und dokumentiert der Behandler in KLINEA mit dem Knotenmodell. Zwar befasst sich der Physiotherapeut auch immer mit den Faszien zwischen den Knoten, die Pathologie in den Knoten erklärt jedoch die Folgen. Die Darstellung der pathologischen Vektoren als Pfeil ist eine unkomplizierte, effektive Dokumentation in KLINEA.

Kommt in einem Knoten eine Funktionsstörung auf, entstehen dort Spannungen, die als „Hypertension" und „Stauchung" bezeichnet werden. Die Stauchungsseite zeigt sich im Befund auch als kurze oder angenäherte Seite. Die Hypertensionsseite erscheint uns als die längere, gedehnte Seite. Die Reaktion der Funktionskette im Myofaszialen Synzytium zwischen den Knoten ergibt sich aus dem Befund automatisch, weil sie die Spannungen des Knotens aufnimmt (Abb. 1.14).

Da automatisch jeder Stauchungsseite eine Hypertensionsseite gegenüberliegt, wird im Befund nur die Stauchungsseite mittels zwei Pfeilen gekennzeichnet, die sich an der Spitze treffen (Abb. 1.14).

Schmerzen treten beim Patienten meistens zuerst auf der Hypertensionsseite auf, da es hier zu Spannungszuständen im Gewebe kommt. Behandelt wird bei KLINEA allerdings primär die Stauchungsseite, weil so der Lotzustand effizienter wieder erreicht werden kann.

Das Beispiel eines sitzenden Menschen veranschaulicht in Abb. 1.15 das Prinzip von Hypertension und Stauchung in den Knoten.

In dem hier gezeigten Bespiel führt die Fehlhaltung zu einer ventralen Stauchung im unteren thorakalen und eine dorsale Stauchung im Pharyngealen Knoten.

Auf den Stauchungsseiten entstehen erste Verklebungen im Gewebe. Die Funktionskette dazwischen wird beeinträchtigt. Sie erzeugt Spannung im Myofaszialen System und provoziert Blockaden. Entstandene Schmerzen führen zu neuen Fehlhaltungen. Innerhalb weniger Monate adaptieren die Faszien in Form von nachhaltigen Verklebungen an die Fehlhaltung.

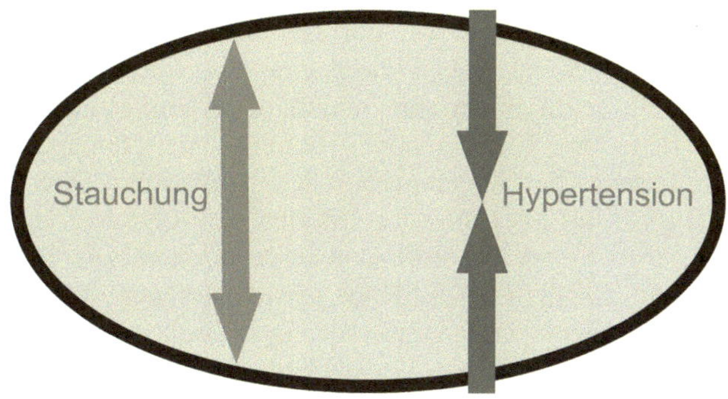

Abb. 1.14 Grafische Darstellung der Kennzeichnung im Befund mittels Pfeilen

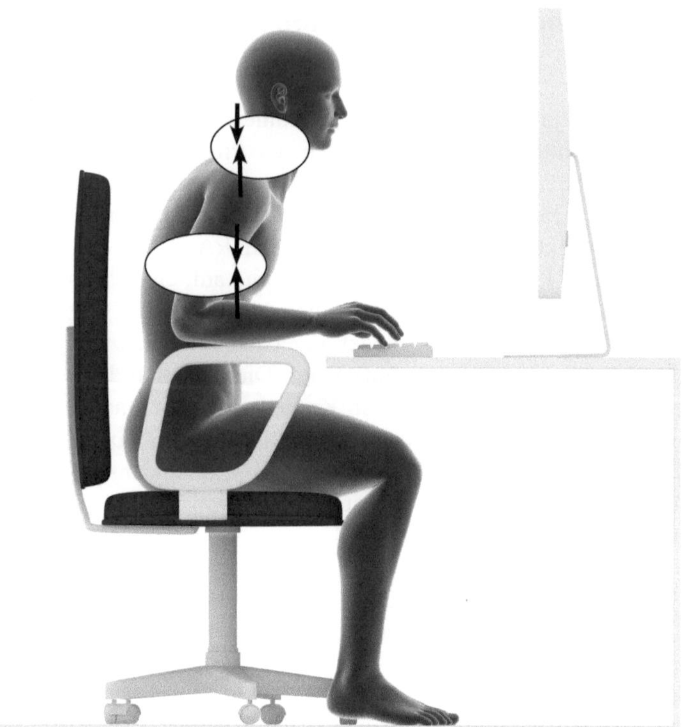

Abb. 1.15 Fehlhaltung mit gekennzeichneten gestauchten Knoten

Für den Betroffenen wird es ab jetzt immer schwieriger, diesen Kreislauf aus Faszienadaption und Fehlhaltung aus eigener Kraft zu durchbrechen. Wie schnell es zu einer Dekompensation der Steuerung des Myofaszialen Organs kommt, ist unterschiedlich. Die Folgen sind mannigfaltig und reichen von Sehstörungen über Schwindel zu vegetativen Symptomen und natürlich Schmerzen in jeder Form und Ausprägung. Abb. 1.16 zeigt nochmals den Circulus vitiosus aus Fehlhaltung und Faszienreaktion.

Gerade Berufseinsteiger fehlt bei der Befundung oft die Orientierung. Wo finden sich Auffälligkeiten? Haben diese eine Relevanz bei der Behandlung? Dieses Filtern stellt sogar für erfahrene Behandler häufig ein Problem dar. Da KLINEA mit Hilfe des Knotenmodells befundet und dokumentiert, gehören therapeutische Irrwege der Vergangenheit an. Strukturiert wird jeder einzelne Knoten in Bezug auf das Lot untersucht. Finden sich Asymmetrien, werden diese als kurze und lange Seiten im Befund wahrgenommen. Die kurze Seite wird als Stauchung, die lange Seite als Hypertension definiert. Mittels Pfeilen, die in einen Befundbogen eingetragen werden, spart sich der Therapeut umständliche Beschreibungen. Diese Art der Dokumentation wird intuitiv von verschiedenen medizinischen Berufsgruppen begriffen und ermöglicht somit eine interdisziplinäre Medizin.

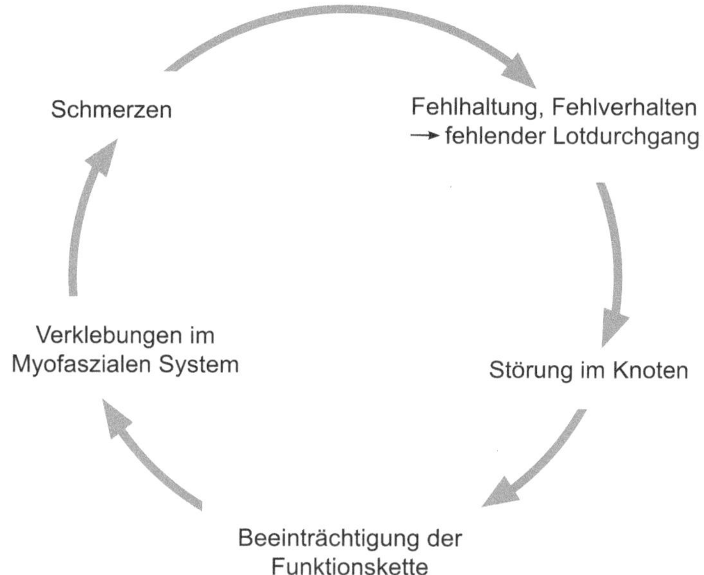

Abb. 1.16 Kreislauf aus Fehlhaltung und Faszienreaktion

1.4 Konzept der Faszienmobilisation nach KLINEA

Das Behandlungskonzept KLINEA fußt überwiegend auf myofaszialen Release-techniken und orientiert sich im Befund und der Therapie ausschließlich am funktionellen Lot des Patienten. Die subjektiven Beschwerden an sich spielen in Behandlung nur eine untergeordnete Rolle, da diese nur ein Produkt der jeweiligen Fehlhaltung und deren Anpassungen darstellt. Lokalisation, Häufigkeit, Intensität und Qualität der Beschwerden werden zwar anamnestisch für den Rebefund erfasst, jedoch nicht unbedingt fokussiert lokal therapiert.

Leider denkt die Physiotherapie oft viel zu mechanistisch. So soll beispielsweise ein Skoliosepatient möglichst wieder „gerade gebogen" werden, oder ein Kind durch mechanistisches Rückentraining aus seiner „Lümmelhaltung" in die Aufrichtung gebracht. Diese Denkweise wurde schon vor zwanzig Jahren so unterrichtet und in vielen Schulen heute noch. In der täglichen Praxis empfindet man dieses Vorgehen als besonders frustrierend. Misserfolge werden auf unzureichende Kompetenz und die Disziplinlosigkeit der Patienten zurückgeführt. Auch beim KLINEA-Konzept laufen wir Gefahr, in diese Falle zu tappen. Wenn die Orientierung am Lot der Schlüssel zum Erfolg ist, „biege" ich mir meinen Patienten eben dort hin. Man geht zu leicht von der Vorstellung aus, verklebtes Gewebe manuell zu mobilisieren, Fasern mechanisch zu ordnen, um ihre Gleitfähigkeit gegeneinander zu verbessern. In KLINEA ist heute davon auszugehen, dass vor allem neurologische Reize appliziert werden, die über zentrale Reflexe, regulierende Efferenzen am Myofaszialen Organ aktivieren.

Die Haltung eines Körpers lässt sich also nie mechanisch korrigieren. Vielmehr initiiert unsere Behandlung eine neurologisch ausgelöste Neuorientierung einer Fehlhaltung. Der Zweck einer KLINEA-Behandlung besteht darin, Verklebungen durch neurologische Effekte zu lösen, um dem Körper die Möglichkeit zu geben sein individuelles Lot mit möglichst geringem Energieaufwand wieder bequem zu durchlaufen.

Das Knotenmodell in Kombination mit Schnelltests hilft dem Therapeuten, die Ursache zügig zu finden. Ganz wichtig ist dabei eine rasche und nachhaltige Verbesserung der Beschwerden. Kurzzeitige Besserung der Symptomatik sprechen für eine reine Symptombehandlung. In diesem Fall muss sofort eine Änderung der Behandlungsstrategie erfolgen.

Ein wichtiges Instrument bei KLINEA ist die Messung der Gewichtsverteilung mit zwei Personenwaagen auf denen je ein Bein des Patienten steht. Eine Seitendifferenz von mehr als 3 % ist pathologisch. Die Sensitivität des Wagentests hat jedoch auch Lücken. Es gibt symptomatische Patienten, die keine signifikante Seitendifferenz zeigen. Diese kompensieren ihre myofasziale Störung durch pathologische Spannungsvektoren am Stamm, welche nicht auf das Becken oder die Beine übertragen werden. Das ursprüngliche Ziel des KLINEA-Konzeptes war, eine ausgeglichene Gewichtsverteilung im Rebefund notieren zu können. Im Laufe der Zeit wurde deutlich, dass das gar nicht notwendig war, denn die Beschwerden der Patienten besserten sich größtenteils auch ohne sichtbare Verbesserung des Waagenergebnisses. Eine vollständige „Korrektur" bei einer Differenz von mehr als 10 % rief beim Patienten oftmals sogar ein subjektiv schlechteres Ergebnis hervor, der Körper schien mit dieser gewaltigen Veränderung überfordert zu sein. Das Waagenergebnis sollte also besser als Beobachtungsinstrument und nicht als ultimative Erfolgskontrolle begriffen werden.

Jede deutliche Veränderung des Waagentests vor und nach der Behandlung ist günstig. Es zeigt, dass das Myofasziale Organ des Patienten mit dem neuerlangten Bewegungsspielraum arbeitet und im Therapieverlauf zu einer neuen, besseren Ausrichtung kommt. Dies muss dem Patienten unmissverständlich kommuniziert werden um eine falsche Fokussierung auf diesen einen Test zu verhindern. Wichtig ist allein der Verlauf der Testergebnisse in einem Therapiezyklus. Eine Reduktion der Gewichtsdifferenz im Verlauf von mehreren Therapiesitzungen ist auf jeden Fall sehr günstig für den Patienten. Wie wichtig die Differenz auf den Waagen für den Patienten ist, zeigt sich daran, dass sich fast alle an die Differenzen der letzten Behandlungen erinnern. Eine Aufklärung über die Interpretation des Tests ist also unverzichtbar.

Zwischen der ersten und der zweiten Behandlung mit KLINEA sollten ca. 10 Wochen Behandlungspause liegen.

Beim Test von 28 Probanden, die nach der ersten KLINEA-Behandlung zwei Mal pro Woche zum Waagentest einbestellt wurden, zeigte sich durchschnittlich erst nach 50 Tagen eine Stabilisierung der Gewichtsverteilung. Vorher schwankte das Ergebnis erheblich. Zur Festigung der neu gewonnenen, korrigierten Ausrichtung, sollte man dem Patienten nochmals ca. 20 Tage Zeit geben. Ein vorheriges Eingreifen in die Umstellungsprozesse ist störend. Ein physiotherapeutischer Reiz muss erst ins System des Patienten implementiert werden, bevor ein nächster gesetzt wird. Alle weiteren nötigen Behandlungen ergeben sich in Kooperation mit dem Patienten, der meistens von sich aus weiß, ob das jeweilige Behandlungsintervall für ihn passend ist. Kurze, lokale physiotherapeutische Behandlungen beeinträchtigen die beschriebenen Prozesse nicht und können weiter durchgeführt werden.

Für die Technik der KLINEA-Behandlung selbst gilt der Leitsatz, den ein Instruktor für Manualtherapie, ein Belgier, Ende der 90er Jahre seinen Schülern mit auf den Weg gab: „eure Hände sollen mit dem Gewebe verschmelzen." Ein Berufseinsteiger versteht vielleicht nicht genau, was damit gemeint ist. Durch Versuch und Irrtum stellen Therapeuten fest, dass ein schmerzhaftes „Bohren" im Gewebe, wie es teilweise in der Ausbildung gelehrt wurde, Schutzmechanismen aktiviert, die die Effizienz einer Behandlung zunichtemachen. Zwar darf der Patient bei der Behandlung einen Schmerz wahrnehmen, dieser sollte sich aber trotzdem noch „gut" anfühlen. Eine Patientin prägte den Begriff des „Wohlschmerzes", was die Sache im Kern trifft. Die Behandlung muss daher immer der Gewebespannung angepasst werden. Schon eine Traktion auf subkutanes Gewebe wirkt vermutlich über neurologische Effekte im Myofaszialen Synzytium auch in tieferen Gewebsschichten. Also sollte der Therapeut behutsam vorgehen. Es ist sehr zweifelhaft ob das mit Behandlungshilfen aus Holz oder gar Metall wirklich gut funktioniert.

Natürlich werden auch bei KLINEA tiefe Faszien direkt behandelt, aber um diese zu erreichen, bedarf es etwas Zeit und Geduld. Erst müssen die oberflächlichen Schichten ihre Spannung reduzieren, damit der Therapeut in tiefer Gebiete des Synzytiums vordringen kann. Fazit: zu tief können Therapeutenfinger nicht geraten, höchstens zu schnell zu tief. Wer diesem Leitsatz Achtung schenkt, erspart seinen Patienten unangenehme „Nachwehen" einer Behandlung.

Gleiten unsere Hände mit angemessenen Druck über das Gewebe, nehmen wir (Myo-)Gelosen, Blockaden oder Triggerpunkte wie „Bügelfalten" oder „kleine Erbsen" wahr. Die Testung der Gleitfähigkeit kann in verschiedenen Tiefen und Richtungen erfolgen (Abb. 1.17).

Im Gegensatz zu anderen Konzepten, verwendet KLINEA keine feststehenden Begriffe für einzelne Faszien. Zwar scheint es in der Natur des Menschen zu liegen, Strukturen zu trennen, einzuteilen und genau benennen zu wollen, bei einer endoskopischen Reise durch den Körper, wird einem jedoch bewusst, dass keine Leerräume existierten, die eine klare Abgrenzung ermöglichen. Die Anordnung scheint chaotisch und ohne jede erkennbare Logik zu sein. Deshalb ist der Begriff und die Vorstellung des „Myofaszialen Synzytiums" sehr hilfreich. Was wäre, wenn die Anordnung der fibrillären Fasern sich nach dem Bedarf eines Individuums richtet? Wenn die Natur ihr fasziales Netzwerk dem Druck- und Zugbedarf anpasst, ähnlich wie die Bildung von Bursae, die ausschließlich zum Schutz verschiedener Strukturen entstehen? In der Natur geschieht nichts zufällig, sie hat immer einen triftigen Grund für ihre Entwicklung. Forschungen am Myofaszialen Organ finden erst seit Kurzem in vivo durch intraoperative Endoskopie statt, vorher gewann die Medizin Erkenntnisse über Faszien im Anatomiesaal an Leichenpräparaten. Da KLINEA ein funktionelles Konzept ist, sind strikte

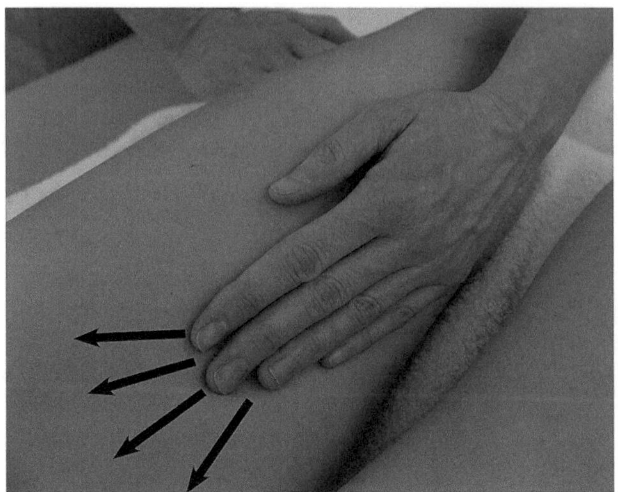

Abb. 1.17   Verschiebbarkeitstest in unterschiedliche Richtungen

anatomische Faszienbenennungen nachrangig. Die funktionelle Spannungs-vektorbildung im Synzytium definiert die Faszienkette. Diese Ketten sind hoch-dynamisch. Deshalb beschreibt man in KLINEA pathologische Spannungen als Vektorpfeile zwischen den Knoten. Diese Auffassung mündet dann auch mühelos in ein schlüssiges, individuelles Behandlungskonzept für den Patienten.

▶   Beim KLINEA-Konzept werden keine festen anatomischen Bezeichnungen für verschiedene Faszien verwendet. Sie definieren sich ausschließlich über ihre Funktion und Lage. Etwaige Störungen werden durch Vektorpfeile innerhalb und zwischen den Knoten beschrieben, die von sämtlichen medizinischen Fachpersonal intuitiv verstanden werden.

Das Behandlungskonzept KLINEA fußt überwiegend auf myofaszialen Release-techniken und orientiert sich im Befund und der Therapie ausschließlich am funktionellen Lot des Patienten. Die subjektiven Beschwerden an sich spielen in Behandlung nur eine untergeordnete Rolle, da diese nur ein Produkt der jeweiligen Fehlhaltung und deren Anpassungen darstellt. Lokalisation, Häufig-keit, Intensität und Qualität der Beschwerden werden zwar anamnestisch für den Rebefund erfasst, jedoch nicht unbedingt fokussiert lokal therapiert. Das Knoten-modell in Kombination mit Schnelltests hilft dem Therapeuten, die Ursache zügig zu finden. Ganz wichtig ist dabei eine rasche und nachhaltige Verbesserung der Beschwerden. Kurzzeitige Besserung der Symptomatik sprechen für eine reine Symptombehandlung. In diesem Fall muss sofort eine Änderung der Behandlungs-strategie erfolgen. Ein wichtiges Instrument bei KLINEA ist die Messung der Gewichtsverteilung mit zwei Personenwaagen auf denen je ein Bein des Patienten steht, um die Symmetrie im Ganzen beurteilen zu können.

2.1 Anamnese und funktioneller Sichtbefund

Um effizient behandeln zu können ist eine präzise Anamnese und die Erhebung eines aussagekräftigen Befundes wichtig. Aus eigener Erfahrung haben vor allem Berufseinsteiger mit beidem ihre Schwierigkeiten. Da KLINEA ein Werkzeug sein soll, das in einem Team für eine homogene Qualität sorgen, und vor allem auch junge Kollegen schnell für den Praxisalltag fit machen soll, müssen bei Anamnese und Befund standardisierte Vorgehensweisen gelten. Für die Anamnese ist das schwieriger als für den Befund. Trotzdem sollten einige grundsätzliche Regeln Beachtung finden. Um Zeit sinnvoll und effizient zu nutzen ist es wichtig, Ausschweifungen durch präzise Fragen zu vermeiden.

Gezieltes, abkürzendes Nachfragen wird von den Patienten nicht als unhöfliche Unterbrechung gewertet, sondern als professionell gesehen. Zudem spart es enorm die Ressource Zeit. Ergänzt durch ein paar therapierelevante Schnelltests, mündet die Erstuntersuchung in ein schlüssiges Therapiekonzept.

Unser Leben ist geprägt von täglicher Dynamik, deshalb verbietet sich eine rein statische Befundung. Schon beim ersten Kontakt beginnt die Inspektion. Wie sitzt der Patient im Wartezimmer? Erhebt er sich mühelos vom Stuhl? Und ist es ihm möglich, sich sofort in die Vorwärtsbewegung zu begeben? Oder braucht er einen Moment, bis er loslaufen kann? Wirken seine Bewegungen eher unrund oder geschmeidig, locker? Entkleidet sich der Patient im Stehen, ist ihm also der Einbeinstand möglich? Wie zieht der Patient sein Hemd/Pullover aus? Sind hier Ausweichbewegungen zu beobachten?

Elektronisches Zusatzmaterial Die elektronische Version dieses Kapitels enthält Zusatzmaterial, das berechtigten Benutzern zur Verfügung steht https://doi.org/10.1007/978-3-662-61480-8_2.

Auffälligkeiten dieser ersten Beobachtungen werden im Befund dokumentiert. Dies allein rückt die Wichtigkeit solcher Beobachtungen bei Berufsneulingen derart ins Bewusstsein, dass sie nach kurzer Zeit automatisch erfolgen. Diese ersten Informationen sind deshalb so wichtig, weil viele Defizite dem Patient oft gar nicht mehr bewusst sind. So reagieren Patienten oft mit Verwunderung, wenn man sie in der Anamnese gezielt z. B. nach nicht genannten, latenten Schulterbeschwerden fragt, die man beim Entkleiden bemerkt hat. Aus einer geschulten Beobachtung resultiert die Problemerfassung, welche die Voraussetzung für Lösungskompetenz ist. Das schafft Vertrauen zum Therapeuten und bildet eine unkomplizierte Behandlungsbasis.

Nach dem Abholen der Patienten und der Untersuchungsvorbereitung, erfolgt die Anamneseerhebung. Wie bereits erwähnt, sollte der Therapeut die Gesprächsführung übernehmen. Durch Augenkontakt, präzise Fragen und dem Vermeiden von „Weichspülerformulierungen" wie: „Könnten Sie mir bitte erzählen...", gelangt der Therapeut schnell an die relevanten Informationen. Folgende Punkte dieser Checkliste sollten abgefragt und dokumentiert werden:

1. ***Was sind Ihre Beschwerden/Symptome? Wo befinden sich diese? Strahlen sie aus? Wann treten sie auf?***
   Nicht alle Patienten kommen wegen Schmerzen zur Behandlung, auch Schwindel oder Verdauungsbeschwerden können der Grund einer Konsultation sein. Deshalb fragt man besser nach „Beschwerden" oder „Symptomen". Auch ob die Beschwerden innerhalb eines Knotens liegen ist von Relevanz. Bei der Frage wann die Symptome auftreten, kann der Therapeut Beispiele einer Auswahl anbieten, um eine präzisere Antwort zu erhalten: morgens/abends, in Ruhe/bei Bewegung/bei oder nach Belastung.

2. ***Wie lange haben Sie diese schon? Gab es einen Auslöser dafür?***
   Die Dauer der Beschwerden zeigt in etwa, wie lange das fasziale Netz schon kompensieren muss. Man kann davon ausgehen, dass Symptome, die länger als ein halbes Jahr persistieren, ganze Funktionsketten in Mitleidenschaft gezogen haben. Nicht immer geht ein bewusster Auslöser einem Symptom voraus, vor allem nicht unmittelbar. Häufig erinnert sich der Patient nicht oder bringt zum Beispiel einen Sturz nicht in Verbindung mit seinen derzeitigen Schmerzen, da dieser chronologisch weit vorher passierte. Auch eine langandauernde Fehlhaltung kann zu Störungen im Myofaszialen Organ führen, da in diesem Fall der Lotdurchgang nicht durchlaufen wird. Dieser „Auslöser" wird vom Patienten nicht als solcher erkannt.

3. ***Können Sie ihre Beschwerden/Symptome jetzt provozieren?***
   Wenn der Patient dies bejaht, soll er die provozierende Bewegung oder Haltung vorsichtig ausführen. Der Therapeut notiert die Art der Bewegung und das Ausmaß, um einen Vergleichswert für den Rebefund hinzuziehen zu können.

4. ***Haben Sie Narben? Wo? Wurden Sie operiert?***
   Verbackenes Narbengewebe schränkt die Flexibilität des Gewebes nicht nur lokal und mechanisch ein, sondern stört die Propriozeption vor allem auch neurologisch. Das Myofasziale Synzytium ist hier oft durchgehend und in die

Tiefe funktionell unterbrochen. Fühlt sich eine Narbe oberflächlich weich und in sämtliche Richtungen gut verschiebbar an, lässt dies noch keinen Schluss über den Zustand tiefergelegener Schichten zu. Erfahrungsgemäß beeinträchtigen Narben, die auf der Körpermitte verlaufen oder diese kreuzen, den Organismus deutlich mehr. Allen voran handelt es sich um Struma-, Sectio- oder Dammnarben, weil diese im Bereich von Knoten liegen.

5. ***Gab es Knochenbrüche, Bänderrisse, gravierende Stürze, an die Sie sich erinnern?***

Lange Immobilität geht immer mit einer Einschränkung der Flexibilität des Bindegewebes einher. Fehlende Bewegung erzeugt Rigidität im fibrillären Netzwerk und verursacht häufig hartnäckige Verklebungen. Werden diese nicht zeitnah physiotherapeutisch nachbehandelt, bleiben oft Einschränkungen zurück. Diese werden im Alltag vom Betroffenen nur vereinzelt wahrgenommen, können aber die Kompensationsfähigkeit des Gesamtorganismus einschränken. Nach Ruhigstellung eines verletzten/operierten Areals müssen außerdem andere Strukturen Belastungen übernehmen, für die sie in dieser Ausprägung nur bedingt geschaffen sind und können mit Überlastungssyndromen reagieren. Im Allgemeinen bedeutet eine längere Immobilität einer Struktur den Verlust der Symmetrie und somit einen fehlenden Lotdurchgang.

6. ***Nehmen Sie Medikamente und warum?***

Beispielsweise Antikoagulatien (Phenoprokomon, Faktor 10 Antagonisten), die ein Blutungsrisiko für die Therapie bedeuten. Schmerzmittel, welche die Schmerzwahrnehmung des Patienten während der Behandlung reduzieren und so ein vorsichtigeres Manipulieren erfordern. Auch Psychopharmakaeinnahmen wirken sich auf das Myofasziale Organ aus und weisen auf psychogene Myogelosen oder Spannungen durch Bruxismus bei Schlafstörungen hin. Eine regelmäßige Einnahme von Medikamenten gibt außerdem Aufschluss über chronische Erkrankungen, wie zum Beispiel Diabethes mellitus oder Autoimmunerkrankungen.

7. ***Was machen Sie beruflich? Haben Sie Hobbys?***

Langandauernde Fehlhaltung im Beruf oder Hobby oder auch fehlerhafte Techniken beim Sport führen zu reduzierten Lotdurchgängen. Sie sind eine häufige Ursache von myofaszialen Beschwerden.

Nach der Anamnese soll sich bis auf die Unterhose/BH entkleidet werden. Auch Unterhemden sind hinderlich, da sie die Sicht auf den Thorax einschränken. Nun folgt der Waagentest. Der Patient stellt sich mit je einem Bein auf je eine der aneinander stehenden Waagen. Den Blick geradeaus gerichtet, wird er aufgefordert, einen bequemen Stand zu finden. Da die Waagen oft ein wenig nachgeben, kann es kurz dauern bis der Patient sicher steht. Es ist normal, dass beide Waagen immer etwas um einen Wert ondulieren, diese Mittelwerte auf den beiden Wagen werden dokumentiert. Im Idealfall blickt er geradeaus, da der fasziale Zug den Befund verfälscht (Abb. 2.1).

Mit der nun folgenden Sichtbefundung wird am besten dorsal angefangen. Hinter dem Patienten stehend, fällt der Therapeut ein virtuelles Lot von der Mitte

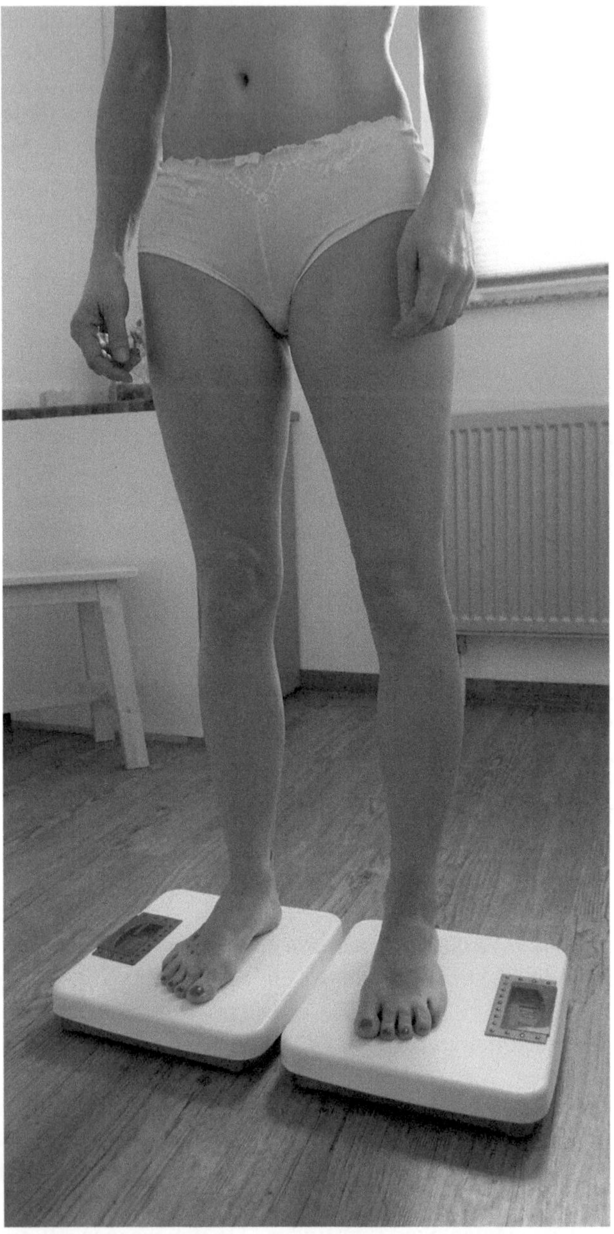

Abb. 2.1   Patient auf zwei Personenwaagen zur Erstellung des Sichtbefundes

des Hinterhauptes bis zur Mitte des Os sacrums. Es kann nach Belieben von cranial oder caudal befundet werden. Einfachheitshalber beginnt in diesem Buch der Sichtbefund immer von cranial. Das gedachte Lot der jeweiligen Ebene wird immer durch Mittelpunkte in Knoten gefällt.

Die relevanten Knoten bei KLINEA sind:

- Der Kalottenknoten/Pharyngeale Knoten als höchster Punkt der Körperstatik. Sie können bei Störungen absteigende Faszienketten mit Fehlinformationen versorgen. Diese beiden Knoten werden in der Physiotherapie kaum getrennt, da die Behandlung des Kalottenknotens auch zwangsläufig die Behandlung des Pharyngealen Knotens beinhaltet und umgekehrt.
- Im Sakralknoten befindet sich der Körperschwerpunkt, was ihn, den Lotdurchgang betreffend, zum Zentrum der Statik macht.
- Auch dem Fußknoten wird eine wichtige Rolle zu Teil. Störungen in diesem Bereich aktivieren Fehlspannungen nach cranial.

Die Meinungen über aufsteigende oder absteigende Funktionsstörungen im Myofaszialen Organ sind unter Physiotherapeuten sehr geteilt. Es gibt endlose Diskussionen in Fortbildungen, die zu ergründen suchten, ob Fuß oder Kopf, oder doch das Becken im Zentrum der Betrachtung liegen müssten. Ein Teil der Kollegen meint, der Mensch stehe schließlich auf seinen Füßen und deshalb würde sich alles was darüber läge, nach der Fußposition ausrichten. Die zweite Fraktion vertritt die Meinung, dass sich der gesamte Mensch immer nach seiner Augenhorizontalen ausrichte, eventuelle Störungen also immer von cranial nach caudal verlaufen würden, ungeachtet der Fußstellung. Auch Bissfehlstellungen durch beispielsweise zu hohe Zahnkronen und Implantate, werden oft als alleinige Ursache sämtlicher Fehlhaltungen genannt. Ein kleiner Teil behauptet, dass ausschließlich Beckenblockaden die Wurzel allen Übels seien, da das Becken schließlich den Körperschwerpunkt darstelle. Wahrscheinlicher ist, dass ein Organismus so dynamisch funktioniert, dass Störungen überall und niemals monokausal entstehen. Unser Körper befindet sich permanent in Interaktion mit sich selbst und seiner Umwelt. Regelkreise arbeiten stets, um Bewegung im Raum balanciert, dynamisch und möglichst effektiv zu gestalten. Geraten wir, ob vom Kopf, Fuß oder Becken ausgehend, aus dem funktionellen Lot, werden Lotdurchgänge erschwert. Über das Myofasziale Synzytium affiziert jede lokale Störung andere Regionen. Die Idee, man müsse nur an der einen richtigen Schraube drehen und schon würde sich alles von selbst kurieren oder regulieren, stimmt höchstens bei Akutfällen. Persistieren Symptome über einen längeren Zeitraum, müssen sämtliche Störungen in den Knoten mit ihren vektoriellen Folgen in Faszienketten therapiert werden. Ansonsten bleiben falsch konditionierte Bewegungsabläufe und Fehlhaltungen bestehen. Es ist also die Aufgabe von Therapeuten und Ärzten herauszufinden, welche Knoten und Funktionsketten beeinträchtigt sind und ob und welche Behandlungen ein Patient benötigt. Beim KLINEA-Konzept sucht man zunächst nach dem Knoten mit der auffälligsten Störung und beginnt dort mit der Therapie. Dabei muss aber immer das Ganze im Auge behalten werden.

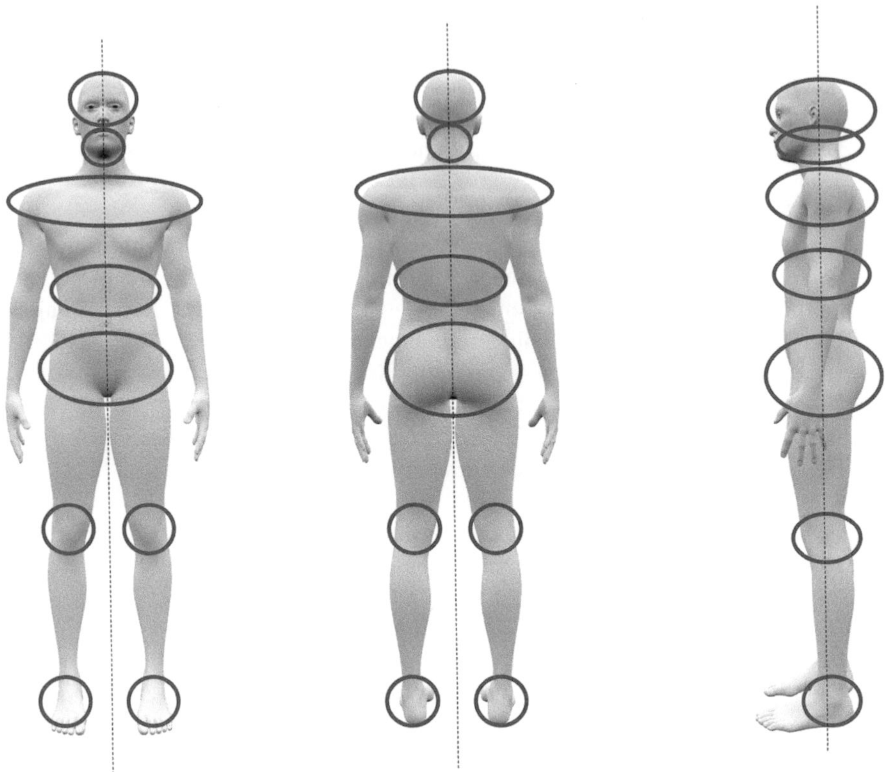

Abb. 2.2 Befundvorlage für Therapeuten mit eingezeichneten Lot und relevanten Knoten. *Links*: von ventral; *Mitte*: von dorsal; *rechts*: von lateral

Zurück zur Inspektion (Abb. 2.2).

Von dorsal beginnend richtet der Therapeut seine Aufmerksamkeit zunächst auf den Kalottenknoten/Pharyngealknoten, den Sakralknoten und den Fußknoten. Dann folgt die Inspektion von lateral und ventral. Dabei orientiert er sich am jeweiligen Lot und achtet auf Stauchung und Hypertension wie im Abschn. 1.3. beschrieben (Abb. 2.3).

Durch die Inspektion wird der Knoten mit der vermeintlich größten Achsenabweichung gefunden. In KLINEA ist dies der pathologisch dominante Knoten. Diese Dominanz soll im weiteren Befundverlauf durch Tests bewiesen werden. Zeigt beispielsweise der Fußknoten die größte Auffälligkeit im Sichtbefund, und wird dies später in den Schnelltests bestätigt, bezeichnen wir den Fußknoten als dominant. Die Therapie fokussiert sich immer zunächst auf den dominanten Knoten. Zur Veranschaulichung der Inspektion, der Befund eines gestauchten Fußknotens mit der Störung des Lotes in Abb. 2.4 (Abb. 2.5 und 2.6).

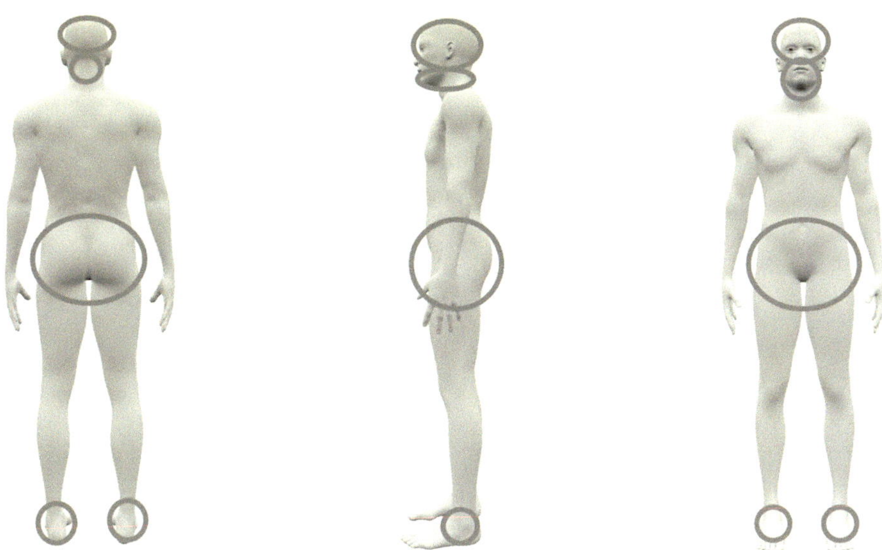

Abb. 2.3 Die wichtigsten Knoten in den drei Ansichten mit virtuellen Lot

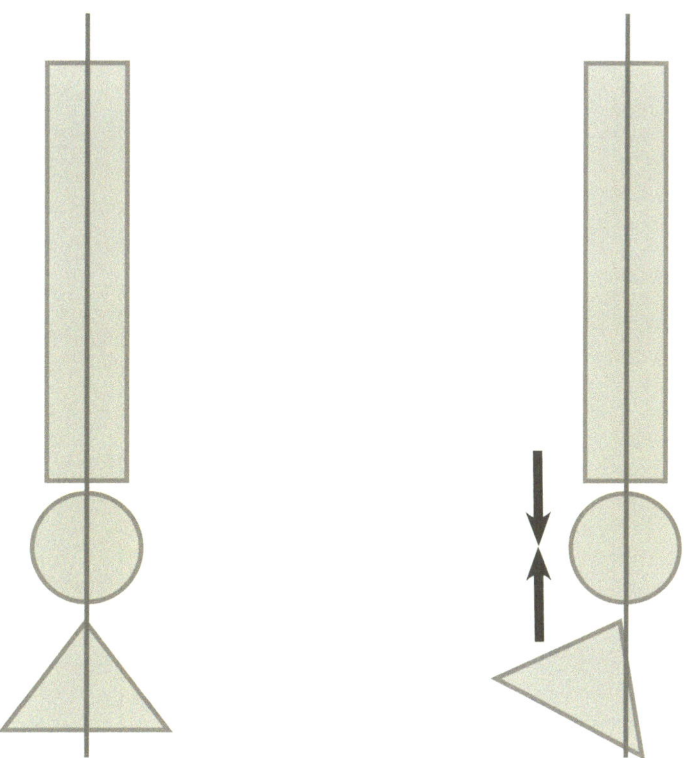

Abb. 2.4 *Links*: Linker Fußknoten Ansicht dorsal im Lot; *rechts*: Linker Fußknoten Ansicht dorsal, lateral gestaucht

Abb. 2.5 Linker lateral gestauchter Fußknoten, Ansicht von dorsal im Befund gekennzeichnet

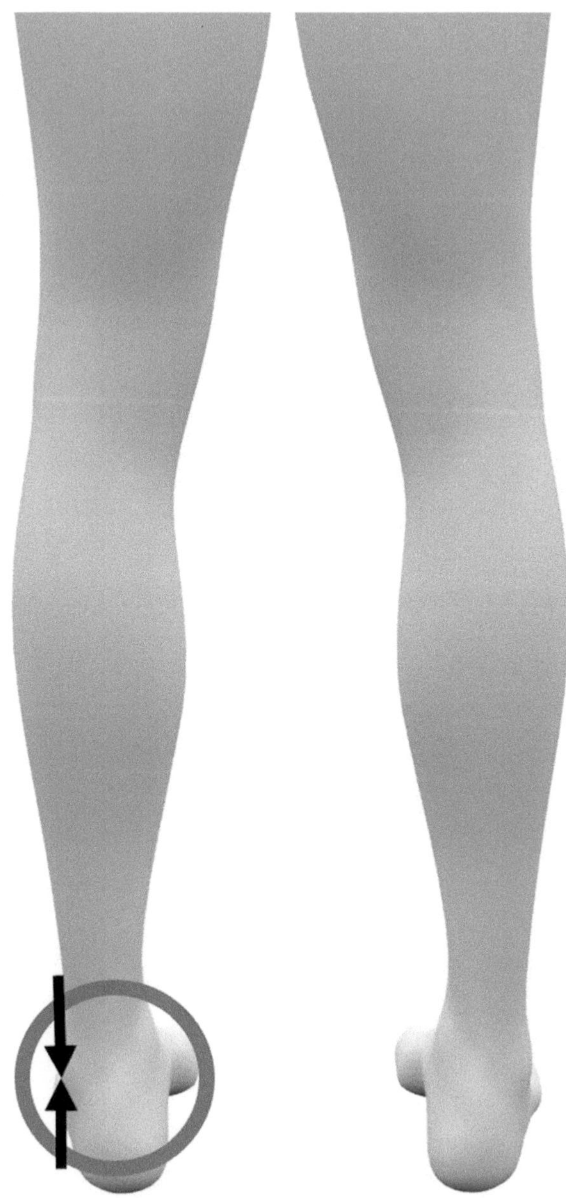

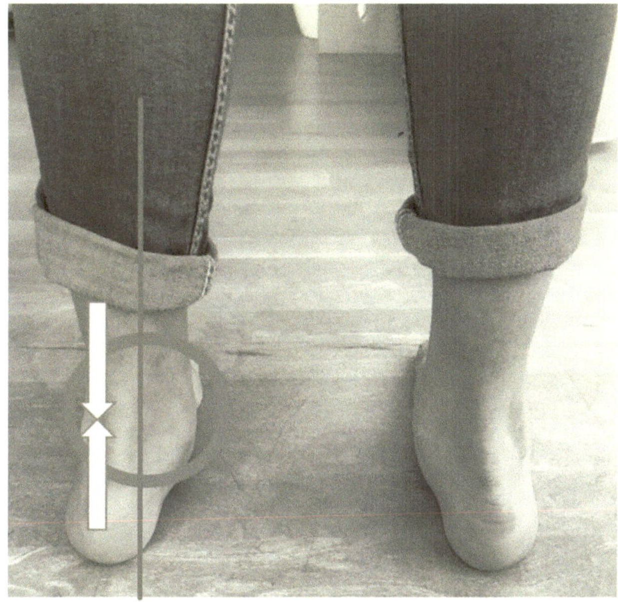

Abb. 2.6 Beispiel eines lateral gestauchten linken Fußknotens, wobei hier natürlich beide Fußknoten laterale Stauchungen aufweisen

Fazit

Um effizient behandeln zu können ist eine präzise Anamnese und die Erhebung eines aussagekräftigen Befundes wichtig. Da KLINEA ein Werkzeug sein soll, das in einem Team für eine homogene Qualität sorgt, und vor allem auch junge Kollegen schnell für den Praxisalltag fit machen soll, müssen bei Anamnese und Befund standardisierte Vorgehensweisen gelten. Für die Anamnese ist das schwieriger als für den Befund. Trotzdem sollten einige grundsätzliche Regeln Beachtung finden. Zunächst soll herausgefunden werden, in welchem Knoten eine Dominanz zu erkennen ist. Dieser findet bei der Behandlung später besondere Beachtung. ◄

Im nächsten Schritt wird jeder Knoten für sich in Bezug auf das virtuelle Lot nach Stauchung und Hypertension beurteilt. Durch die Verwendung von Vektoren ist es möglich, dreidimensionale Achsenabweichungen schnell und verständlich im Befund zu kennzeichnen. Befindet sich zum Beispiel eine rechte Schulter nach ventral, caudal und medial gerichtet, so wird diese Abweichung im Befund durch einen Pfeil verständlich beschrieben. Diese Art der Dokumentation wird von allen medizinischen Berufsgruppen intuitiv verstanden. Umständliche und zeitraubende Beschreibungen entfallen und es bleibt mehr wertvolle Behandlungszeit (Abb. 2.7).

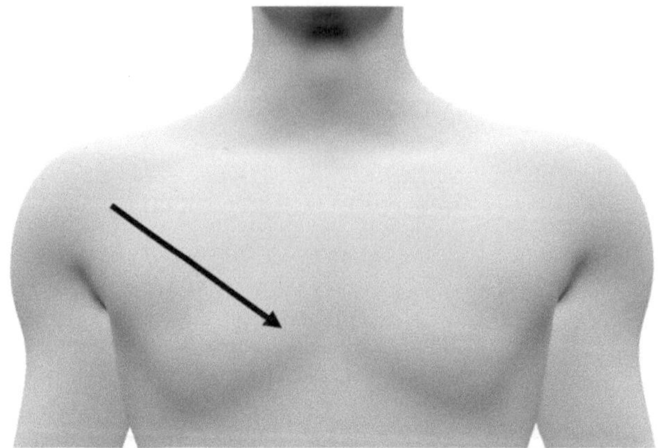

Abb. 2.7 Kennzeichnung im Befund einer nach ventral, caudal und medial gerichteten Schulter

Einen praktischen Befundbogen inkl. Grafik zum Sichtbefund im Knotenmodell finden Sie im Anhang von Kap. 2 auf SpringerLink.

2.2 Befunde einzelner Knoten

Im Abschn. 1.2 beschreibt Dr. Eichinger die Pathologien der einzelnen Knoten aus ärztlicher Sicht. Der Fokus liegt hier auf Erkrankungen in Knotenarealen, die das Myofasziale Organ affizieren und therapiert werden müssen um ursächliche Störfaktoren auszuschalten. Bei der physiotherapeutischen Befunderhebung nach KLINEA fokussiert man sich auf myofasziale Spannungen in Knoten und den dazwischenliegenden Funktionsketten. Diese werden auf Abweichungen aus dem Lotzustand beschrieben. Nachfolgend wird gezeigt, welche Bezugspunkte in den Knoten besondere Beachtung finden müssen. Narben sollten zwingend immer in den Befund mit aufgenommen werden. Es ist erstaunlich wie schon kleinere Narben nach Hautoperationen (Muttermal- oder Lipomentfernungen), oft auch in die Tiefe, verbacken sind, obwohl sie äußerlich keine Auffälligkeiten zeigen! Besonders wichtig sind Narben, die die Körpermitte kreuzen, wie z. B. Struma-Sectio oder Dammnarben oder Narben, die viele Schichten des Myofaszialen Organs durchdringen.

Kalottenknoten/Pharyngealer Knoten
- Höhe der Ohrläppchen im Seitenvergleich
- Symmetrie Schädel
- Horizontale Augenlinie
- Schielen
- Abstand Augenwinkel- Mundwinkel im Vergleich (Gesichtskoliose)

- Abweichung der Mandibula vom Lot
- „kantiges Gesicht" gibt evtl. Hinweis auf einen stark ausgeprägten M. masseter (Bruxismus)
- Stellung der Halswirbelsäule (Steilstellung, Rotation, Translation/Shift)

Ober Thorakaler Knoten
- „Schildkrötenhals": ventrale Verlagerung des Kopfes durch ventrale Translation im cervico-thorakalen Übergang
- „Witwenbuckel": bindegewebige Anlagerung im Bereich C7 (siehe Abb. 2.8)
- Höhe der Schultern und Claviculae im Seitenvergleich
- Strumanarbe
- Position Scapulae: scapula alata, einseitige laterale Rotation, Höhendifferenz
- Schulter in Protraktion
- Einseitige Prominenz des M. sternocleidomastoideus oder M. trapezius/pars descendens

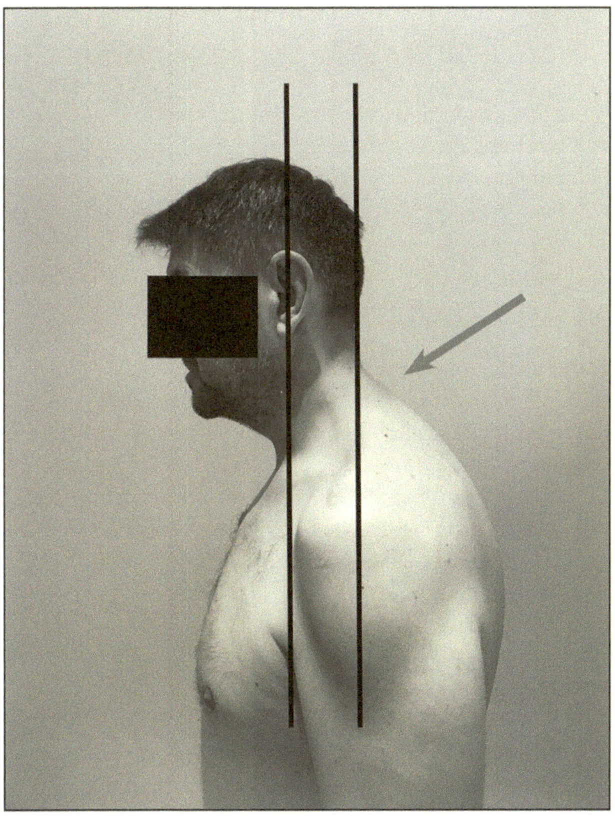

Abb. 2.8 Ventralverlagerung des Kopfes, mit sichtbarer Kyphosierung der oberen BWS zur kompensatorischen Stabilisierung

Unterer thorakaler Knoten
- Aufgeblähter Thorax mit Rippen in inspiratorischer Stellung
- Rotation, Translation, Steilstellung oder ausgeprägte Kyphose im BWS-Bereich
- Beim ♂: Mamillae auf gleicher Höhe
- Symmetrie Rippenbogen

Sakralknoten
- LWS: gleichmäßige Lordose oder Steilstellung
- Taillendreieck symmetrisch
- Sagittalsymmetrische Grübchen (Grübchen im Bereich der ISG)
- Glutealfalten symmetrisch
- Bauchnabel im Lot
- Hüftrotation

Knieknoten
- Hyperextension einseitig/beidseitig
- Genu valgum/varum
- Position Patellae

Fußknoten
- Position Ferse im Seitenvergleich: Inversion/Eversion
- Besteht noch ein Längsgewölbe
- Besteht noch ein Quergewölbe
- Spannung Zehen: pressen sich die Zehen in den Untergrund oder können sie entspannt bleiben
- Gewebeaufquellung oder -verfärbung im Bereich der Achillessehne
- Ödematöse Einlagerung am Malleolus lateralis/medialis

Bei der physiotherapeutischen Befunderhebung nach KLINEA fokussiert man sich auf myofasziale Spannungen in Knoten und den dazwischenliegenden Funktionsketten. Diese werden auf Abweichungen aus dem Lotzustand beschrieben. Es wird gezeigt, welche Bezugspunkte in den Knoten besondere Beachtung finden müssen. Narben sollten zwingend immer in den Befund mit aufgenommen werden. Es ist erstaunlich wie schon kleinere Narben nach Hautoperationen (Muttermal- oder Lipomentfernungen), oft auch in die Tiefe, verbacken sind, obwohl sie äußerlich keine Auffälligkeiten zeigen.

2.3 Schnelltests

Durch wenige Schnelltests, die in der Praxis nicht mehr als drei Minuten beanspruchen, lässt sich herausfinden, welcher dominante Knoten behandlungsbedürftig ist. Auch wie die Priorität bei der Behandlung gesetzt werden muss, lässt sich dadurch herausfinden.

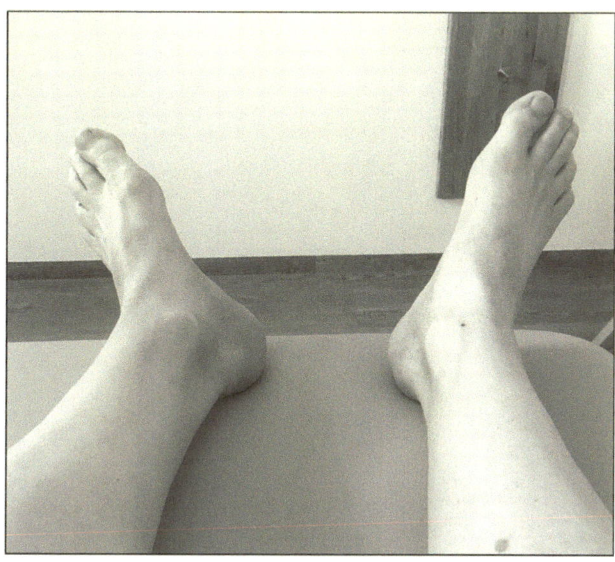

Abb. 2.9 Links stark außenrotiertes Hüftgelenk

1. Abgewandeltes Derbolowsky-Zeichen

Zur Erfassung von Störungen im Sakralknoten und Karlottenknoten/Pharyngeal-knoten.

Wenn nachfolgend von einer Beinlängendifferenz (BLD) gesprochen wird, ist eine funktionelle Beinlängendifferenz gemeint, die nicht mit einer anatomischen (z. B. nach Frakturen) verwechselt werden darf. Blockaden im Sakralknoten lassen häufig ein Bein kürzer erscheinen, weil das Becken ein Bein nach oben zieht. Die Längendifferenz ist also rein funktionell.

Der Patient befindet sich in Rückenlage (RL). Der Therapeut steht am Kopf-ende und beurteilt zunächst die Hüftrotation mittels der Fußstellung des Patienten, Asymmetrien sind bereits ein Hinweis für Blockaden im Sakralknoten und sollten im Verlauf der Therapie verschwinden (Abb. 2.9).

Anschließend umfasst man von unten die Sprunggelenke und legt die Daumen auf die Malleoli mediales, dann weist man den Patienten an, beide Beine zur Brust zu ziehen, um eine Neutralstellung des Beckens zu erreichen. Hat der Patient seine Beine wieder abgelegt, wird an beiden Malleoli mediales die Beinlänge des Patienten beurteilt. Nun soll sich der Patient in den Sitz aufrichten und die Bein-länge/Differenz wird erneut beurteilt (Abb. 2.10).

Das Aufsetzen wird erneut wiederholt. Bei diesem Mal wird der Patient angewiesen, während der Bewegung die Zähne zusammen zu beißen, um das Kiefergelenk zu provozieren. Auch danach wird das Ergebnis der Beinlängen notiert.

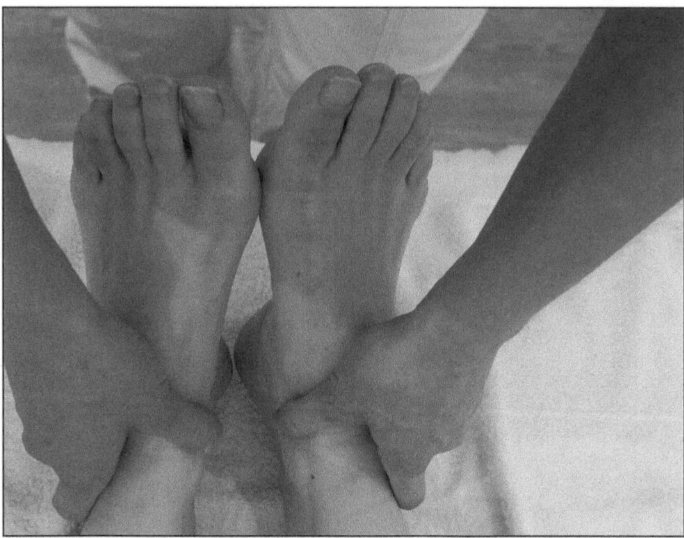

Abb. 2.10 Handhaltung beim abgewandelten Derbolowsky-Zeichen

Beurteilung des Tests
Funktionelle Beinlänge in Rückenlage -Aufrichtung in den Sitz –

- Jegliche Veränderung des Ergebnisses (egal welche Veränderung, es kann auch sein, dass eine vorherige Beinlängendifferenz im Sitz plötzlich ausgeglichen ist!) bedeutet eine Störung im Sakralknoten (z. B. eine Blockade des Sacrums oder eines ISG's)
- Keine Veränderung des Ergebnisses machen eine Beteiligung des Sakralknotens unwahrscheinlich.

Testung der funktionellen Beinlänge in Rückenlage mit Aufrichtung in den Sitz und zusätzlicher Provokation des Kiefergelenkes:

- Jegliche Veränderung des Ergebnisses bedeutet eine Störung des Kalotten- oder Pharyngealknotens
- Keine Veränderung des Ergebnisses, macht eine Störung des Kalotten- oder Pharyngealknotens unwahrscheinlich (Abb. 2.11).

2. Testung der Beinketten
Der Patient liegt in Rückenlage, die Arme befinden sich seitlich neben dem Körper. Nun gibt der Therapeut von dorsal Druck auf die oberen Sprunggelenke in Richtung Plantarflexion und federt am Endpunkt elastisch nach, um die Flexibilität im Seitenvergleich zu testen. Reagiert eine Seite mit einer Bewegungsein-

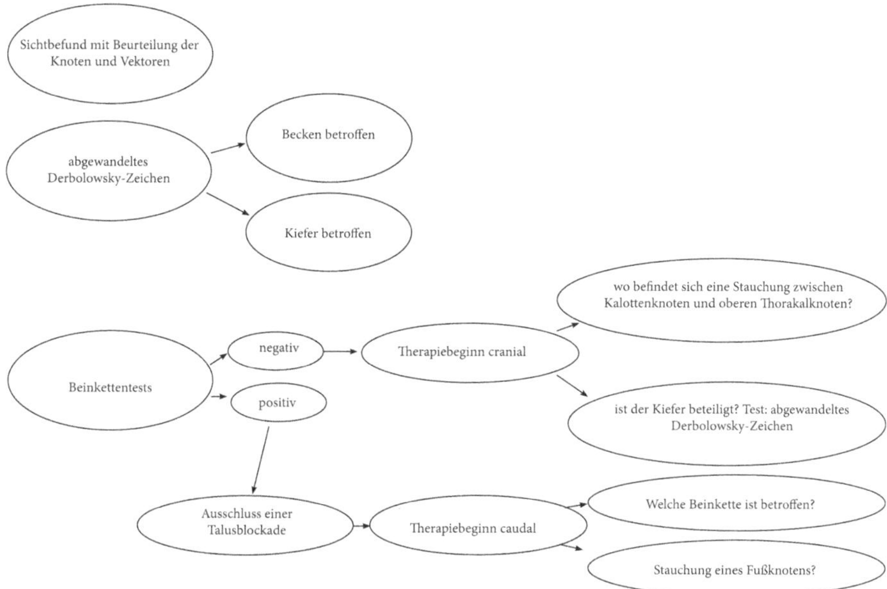

Abb. 2.11 Strukturiertes Untersuchungsorganigramm der KLINEA- Technik

schränkung oder federt in der Endposition nicht nach, gilt die ventrale Beinkette als auffällig (Abb. 2.12).

Ebenso verfährt der Therapeut in Dorsalextension. Zeigt sich hier eine Seitendifferenz, so wird auf der betroffenen Seite das Knie ca. 30 Grad flektiert um die dorsale Faszienkette auszuschalten und der Test wird wiederholt. Bleibt eine reduzierte Dorsalextension, so gehen wir von einer Talusblockade aus. Diese wird gelöst und erneut in Knieflexion und -extension getestet. Wenn der Patient nach wie vor eine einseitige Einschränkung der Dorsalextension zeigt, ist von einer erhöhten Spannung der dorsalen Beinkette auszugehen.

Lösen einer Talusblockade Variante I
Der Calcaneus wird im Lubrikalgriff fixiert, die andere Hand greift am Talus. Unter maximaler Traktion bewegt der Therapeut den Calcaneus in Inversion und Eversion.

Lösen einer Talusblockade Variante II
Der Fuß wird von lateral und medial umfasst und die Finger verriegelt, während die Ellbogen angenähert sind. Für einen sicheren Griff verwendet man ein Tuch. Anschließend wird eine Traktion in Verlängerung der Tibia ausgeübt und ein manipulativer Impuls gesetzt. Die Separation der Gelenkflächen im oberen Sprunggelenk sollte spürbar sein (Abb. 2.13).

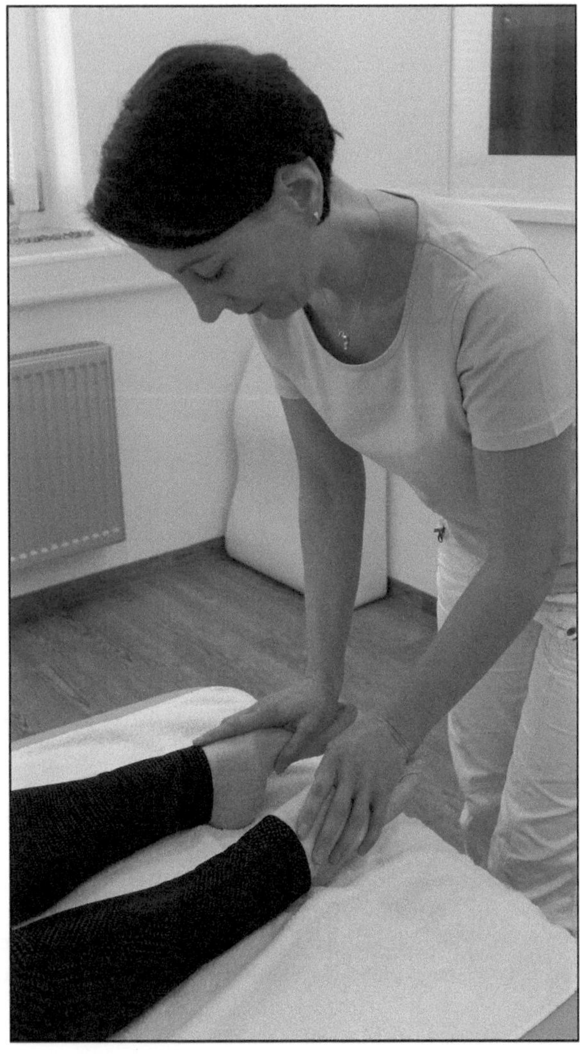

Abb. 2.12 Passive Plantarflexion der Sprunggelenke zur Testung der ventralen Beinkette

Um die mediale und laterale Faszienkette der Beine zu testen, bleibt die Ausgangsstellung gleich. Der Therapeut umgreift beide Calcanei lumbrikal, hebt sie etwas von der Unterlage ab und bewegt die oberen Sprunggelenke in Inversion und Eversion. Im Seitenvergleich wird klar, ob jeweils die mediale oder die laterale Beinkette behandlungsbedürftig ist (Abb. 2.14).

Abb. 2.13 Talusmobilisation
in Inversion und Eversion

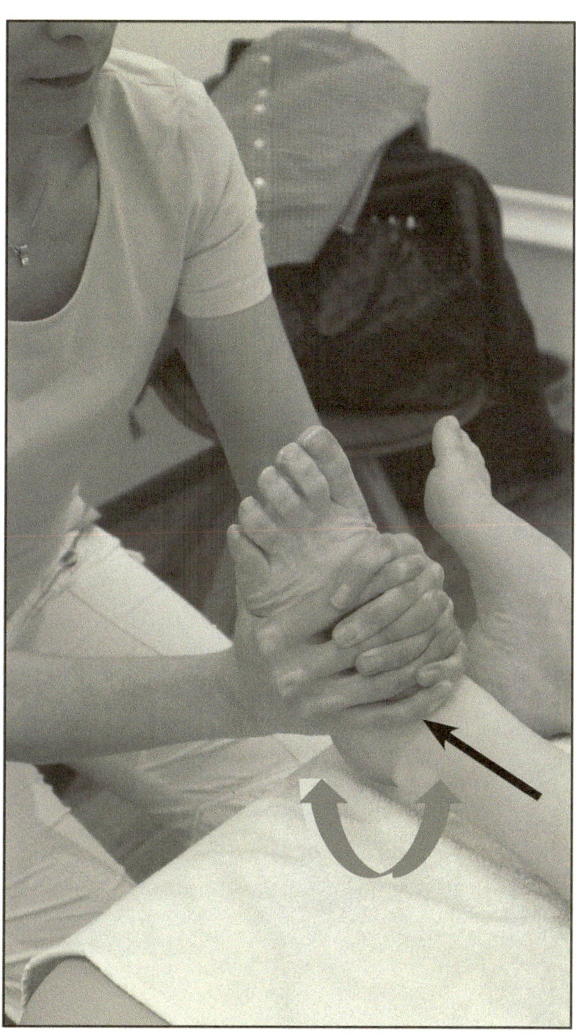

3. Zehentest

Ein weiterer Test zur Beurteilung der Beinketten ist der Zehentest. Auf jede Zehe wird eine maximale Traktion ausgeübt. Eine Blockade liegt vor, wenn durch die Traktion keine Separation der Zehen-Gelenkflächen möglich ist. Sind die Gelenke unauffällig, lassen sie sich minimal auseinanderziehen. Der Test ist gleichzeitig Therapie, denn mit dem Manöver lassen sich die Zehen einzeln deblockieren, was häufig als ein helles Knackgeräusch wahrnehmbar ist.

Abb. 2.14 Lumbrikalgriff
zur Beurteilung der
Beinketten

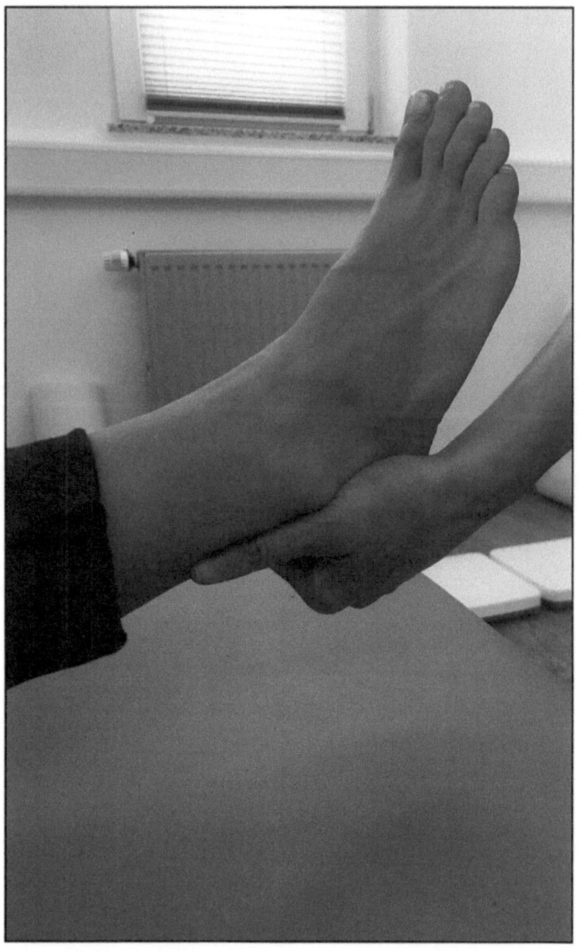

Beurteilung des Zehentests:

Blockade der Metatarsale IV und V: laterale Beinkette ist affiziert
Blockade der Metatarsale I und II: mediale Beinkette ist affiziert
Blockade des Metatarsale III: dorsale oder ventrale Beinkette ist affiziert

Durch wenige Schnelltests, die in der Praxis nicht mehr als drei Minuten beanspruchen, lässt sich herausfinden, welcher dominante Knoten behandlungsbedürftig ist. Auch wie die Priorität bei der Behandlung gesetzt werden muss, lässt sich dadurch herausfinden. Diese Tests bieten in der Therapie ein hervorragendes Kontrollinstrument. So kann der Behandler seine Vorgehensweise auch während der Therapie überprüfen.

3.1 Behandlungsziele

KLINEA verfolgt das Ziel, dem Patienten den Lotdurchgang wieder bequem zu ermöglichen. Dies erreicht der Therapeut durch:

a) das Auflösen von Blockaden innerhalb der Knoten
b) Mobilisation der dazwischenliegenden Funktionsketten mit auflösen von Gelosen
c) Narbenmobilisation
d) bewusstmachen (ermitteln) und auflösen von Störfaktoren
e) den Ausgleich von Störfaktoren, die sich nicht vermeiden lassen (siehe 6. Praxistipps)

Ist der Lotdurchgang wieder hergestellt erfolgt idealerweise:

- ein Spannungsausgleich im System, was einen verbesserten Stoffwechsel im Gewebe begünstigt
- ein müheloses Aufrichten gegen die Schwerkraft
- eine verbesserte Beweglichkeit des Patienten
- eine tiefere Atmung
- eine Schmerzreduktion
- eine Resistenz gegen erneute Blockaden, d. h. ein weiterer Akutfall wird verhindert
- eine verbesserte Lebensqualität

Das Bild des Baumes in Abb. 3.1 veranschaulicht das Prinzip und das Ziel von KLINEA sehr gut. Dieses Bild findet man auf Flyern abgedruckt, weil es jedem sofort einleuchtet. Ein sich im Lot befindender Baum ist im Ruhezustand nahezu frei von erhöhter Spannung (Hypertension) und kann bei Sturm die entstandene

© Springer-Verlag GmbH Deutschland, ein Teil von Springer Nature 2020
K. Klink und R. Eichinger, *Faszientherapie mit dem KLINEA-Konzept,*
https://doi.org/10.1007/978-3-662-61480-8_3

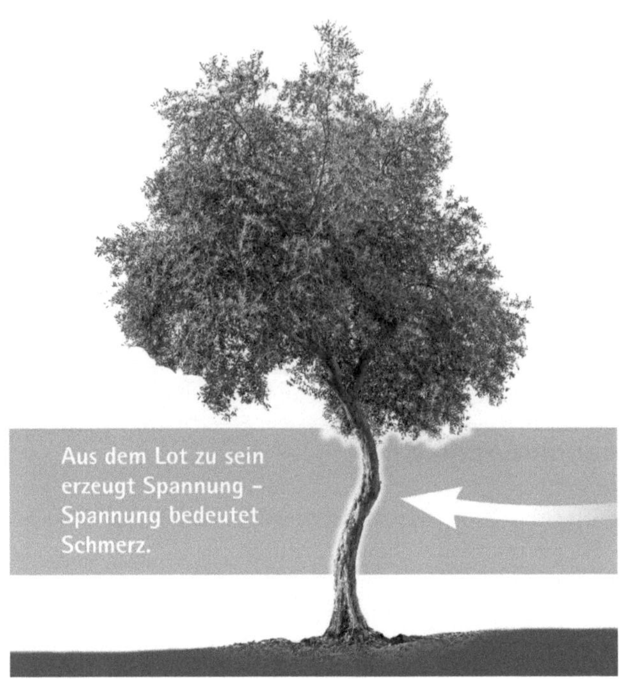

Abb. 3.1 Baum als Vergleich zur Körperstatik

Biegespannung deutlich besser verteilen. Das macht ihn in alle Richtungen flexibler und widerstandsfähiger gegen Bruch.

Nach einer KLINEA-Behandlung, in der Blockaden in den Knotengebieten und Gelosen in den dazwischenliegenden Funktionsketten gelöst wurden, verbessert sich über neurologische Afferenzen und Efferenzen die Spannung und damit auch die Homöostase im Gewebe. Zellabfallprodukte werden schnell abtransportiert und verstoffwechselt. Das reduziert Stauungen und das Gewebe bleibt flexibel. Diese verbesserte Beweglichkeit garantiert einen physiologischeren und somit energiesparenden Bewegungsablauf im Alltag. Patienten mit einer Fehlhaltung gelingt es von neuem, sich gegen die Schwerkraft aufzurichten. Das Gefühl „nach unten gedrückt zu werden" verschwindet. Die aufrechte Haltung fühlt sich jetzt natürlich an und wird wieder häufiger eingenommen. Dadurch können sich Organe, wie beispielsweise die Lunge besser entfalten, weil das Zwerchfell effizienter arbeitet.

Ebenso profitiert der Verdauungstrakt von der Aufrichtung. Durch die verbesserte Zwerchfellmobilität wird die Peristaltik stimuliert und die Oberbauchorgane haben wieder ausreichend Platz. Die mesenteriale Aufhängung entspannt sich, was Sodbrennen und andere Verdauungsstörungen oft deutlich verbessert. Schmerzen durch Gelosen verringern sich oder verschwinden ganz. Wiederholt berichten mir Patienten, dass sie vorher jede Bewegung mit Bedacht ausführten weil sie befürchteten erneut einen Akutfall zu provozieren. Schmerzmedikamente mussten stets in greifbarer Nähe mitgeführt und auf jeden Fall das passende Kopfkissen in den Urlaub genommen werden. Im schlimmsten Fall kommt es zu Einschränkungen der Teilhabe an einem normalen Leben oder das Aufgeben des Berufs aufgrund steter, hartnäckiger Schmerzen. Nicht zu vergessen sind die Nebenwirkungen von Schmerzmedikamenten und Muskelrelaxantien, die weite Kreise im Leben eines Schmerzpatienten ziehen. Sobald der Schmerzpegel durch effiziente Manipulationen sinkt, unterbricht sich dieser Kreislauf.

Nichtsdestotrotz stellt jede Behandlung, auch KLINEA, nur ein Angebot für den Körper dar und sollte auch so gesehen werden. Manchmal bedeutet eine Fehlhaltung für einen Organismus eine notwendige Kompensation, die man ihm nicht ad hoc nehmen sollte. Wenn sämtliche Störungen in den Knoten ärztlich abgeklärt wurden und selbst die dritte KLINEA-Behandlung unter Berücksichtigung aller Tests und Regeln keinen Erfolg bringt, liegen andere Faktoren vor, die eine Entspannung und Lösung des Myofaszialen Organs verhindern.

Während der Behandlung findet sich sicher die Zeit zu reden. Egal ob es sich um eine momentane ausweglos erscheinende Situation handelt oder um ein Trauma in der Vergangenheit, psychische Faktoren spielen bei Therapieversagen oft eine entscheidende Rolle. Der Patient sollte das wissen, um sich gegebenenfalls Hilfe durch einen Psychotherapeuten zu suchen. Manchmal ist es schon hilfreich, dem Patienten zum Beispiel das Lebensrad aus dem Coachingbereich nahezubringen. Dieses beinhaltet die verschiedenen Facetten des Lebens, wie

- Finanzen, Wohlstand
- Beruf, Karriere
- Zeitmanagement, Aktivitätenplanung
- Freizeit, Hobby
- Sinn
- Gesundheit, Körper
- Freunde, Familie
- Partnerschaft

Im oben genannten Lebensrad wird jeder Bereich mit 1 bis 10 Punkten bewertet. Allein das Nachdenken über die verschiedenen Lebensbereiche lassen Zusammenhänge erahnen. Unweigerlich regt diese Methode zu Überlegungen an, was oft in Ideen zur Änderung des Lebensstils mündet. Kein Patient schuldet uns bei diesem Gespräch eine Antwort, lediglich der Denkanstoß ist entscheidend. Eindruck hinterließ eine Patientin, die mit den Worten von den Waagen stieg: „Wie soll mein Körper im Lot sein, wenn es mein Inneres nicht ist."

„Was hat das mit dem Ziel einer KLINEA-Behandlung zu tun?", werden sie sich zu Recht fragen. Der anfängliche Ehrgeiz strebt nach einer ausgeglichenen Gewichtsverteilung im Rebefund. Im Laufe der Zeit stellte sich heraus, dass darauf keinerlei Priorität liegt. Die Waagen sind ausschließlich ein Kontrollinstrument, die uns zeigen sollen, in welche Richtung unsere Behandlung geht. Selbst ein Seitenwechsel der Gewichtsdifferenz am Ende einer Behandlung zeigt nur, dass der Körper mit dem arbeitet, was ihm an Reizen angeboten wurde. Sinnvoll eingesetzt werden die Waagen dann, wenn man die Gewichtsverteilung im Verlauf mehrerer Behandlungen beobachtet. Sie sind also kein absolutes Maß des Behandlungserfolges, was der Patienten wissen sollte. Das folgende Diagramm stellt den Verlauf der Gewichtsverteilung von 50 Patienten in Bezug auf ihre Beschwerden dar (Abb. 3.2).

50 Patienten wurden gewogen.

- 9 % zeigten eine Differenz von 0–3 % Differenz
- 33 % eine Differenz von 3–6 %
- 18 % eine Differenz von 6–10 %
- 40 % eine Differenz von mehr als 10 % bezogen auf ihr Körpergewicht.

Nach der Erstbehandlung dieser ausgesuchten 50 Patienten wurde eine Korrektur auf den Waagen von nur 3 % verzeichnet. Bei der Zweitbehandlung sah die Aufteilung aus wie folgt (Abb. 3.3).

Alle diese Patienten gaben bei der Zweitbehandlung eine erhebliche Verbesserung oder gar Schmerzfreiheit an. Das Resume aus diesem Beispiel zeigt, dass nicht der Ausgleich der Differenz auf den Waagen innerhalb einer Behandlung entscheidend für den Therapieerfolg ist, sondern der Prozess, den die KLINEA-Behandlung in Gang setzt.

Ziel ist es also *nicht,* innerhalb einer Behandlung eine möglichst symmetrische Situation zu erzeugen.

In unserer Region finden sich durch den Triathlon „Challenge" gehäuft Sportler.

Dieser Zielgruppe fällt es oft besonders schwer mit einer Seitendifferenz auf den Waagen nach einer Behandlung den Heimweg anzutreten, weil sie meinen, das Waagenergebnis ist das Maß aller Dinge. Zahlen und Fakten, wie

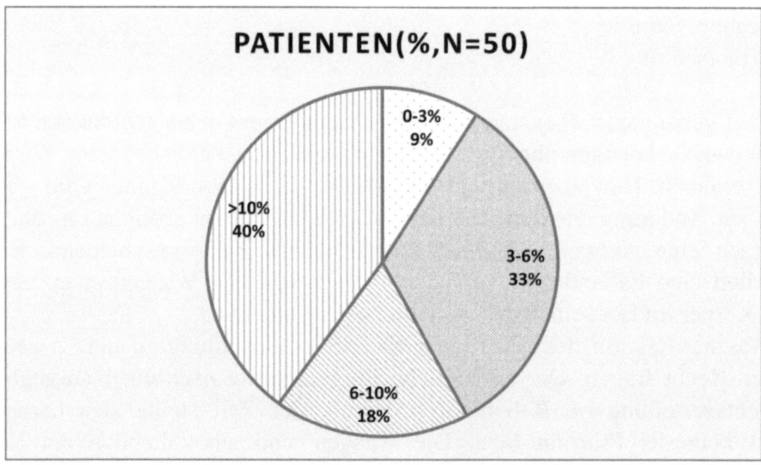

Abb. 3.2 Diagramm prozentuale Verteilung von Seitendifferenzen beim Erstbefund

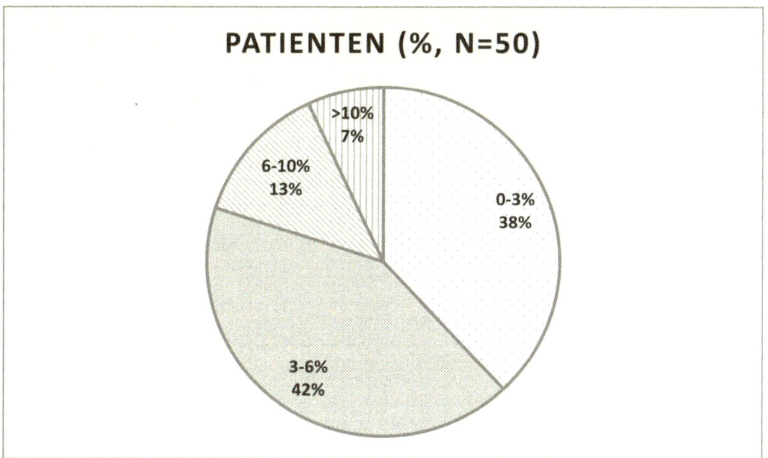

Abb. 3.3 Diagramm prozentuale Verteilung von Seitendifferenzen beim Zweitbefund

Geschwindigkeit, Puls und Laktatwerte sind die Maßeinheiten, die den Erfolg dieses Klientels sonst definieren. An dieser Stelle ist es besonders wichtig, die Bedeutung der Waagen explizit zu erklären. Die meisten dieser Patienten sind in Vollzeit berufstätig und trainieren zusätzlich 20 h pro Woche oder mehr. Bei Distanzen von 4,8 km Schwimmen, 180 km Radfahren und 42,2 km Laufen ist dieses Pensum fürs Überleben am Wettkampftag notwendig. Schon in der Hochphase des Trainings klagen viele Athleten über verschiedene Beschwerden und lassen sich nach KLINEA behandeln.

Ein Beispiel aus dem Praxisalltag
Ein Triathlet, männlich, 26 Jahre, überwiegend sitzende Tätigkeit, kam im April letzten Jahres mit Fersenschmerzen links und Nackenschmerzen rechts in meine Praxis. Die Beschwerden habe er seit 1,5 Jahren und weder Stoßwellentherapie noch Cortisoninjektionen an der Ferse konnten die Beschwerden lindern. Er bekam Physiotherapie (Manuelle Therapie) gegen die Nackenschmerzen und führte regelmäßig Stabilisationstraining durch. Mit der Faszienrolle bearbeite er täglich mindestens 40 min beide Beine und den Rücken, was bis dato ohne Erfolg geblieben war. Das Training koordinierte er selbständig. Ich begutachtete seinen Trainingsplan und suchte vergeblich nach Regenerationsphasen. Ibuprofen nehme er nur, wenn das Training „etwas härter werde".

Sein erklärtes Ziel wäre es nicht nur heil anzukommen, er wolle den Rekord von 10:30 h vom letzten Jahr knacken. Diesem Patienten zu erklären, dass der Körper in seinem eigenen Tempo heilt, ohne Rücksicht auf ein Wettkampfdatum, war wie bei vielen anderen sportversessenen Patienten schwierig. Wir trafen eine Vereinbarung. Er müsse sich an die von mir vorgegebenen Regenerationszeiten halten, seine angepeilte Zeit vergessen und den Wettkampf absagen, wenn er Schmerzen haben würde. Ansonsten würde ich ihn nicht behandeln. Da sich seine

Beschwerden durch zahlreiche andere Therapien nicht nachhaltig besserten, war für ihn KLINEA die letzte Hoffnung auf Schmerzfreiheit und so willigte er ein. Beim Blick auf die Waagen zeigte sich eine Differenz von 12 kg links>rechts bei einem Gewicht von 84 kg.

Hypertensionen fanden sich vor allem im Sakralen und unteren thorakalen Knoten. Im Befund zeigte sich eine Hypertension auf der gesamten rechten Seite. Die erhöhte Spannung war vor allem am rechten Bein mit bloßem Auge zu erkennen. Rechts am Tensor faszie latae war die Haut großflächig transparent. Wie sich herausstellte war dafür eine Narbe, zurückgehend auf einen Radsturz von vor 2 Jahren, verantwortlich. Damals hatte er sich zudem die Schulter und einige Rippen geprellt, weshalb er lange Zeit nicht schmerzfrei atmen konnte. Bei dem Unfall blieb der rechte Fuß im Klickpedal hängen, schmerzte aber nach dem Sturz kaum. Nach der Untersuchung stellte sich heraus, dass der Fußknoten *rechts* der dominant gestörte Knoten war. In der Therapie wurden beide Füße deblockiert, die rechte (obwohl die Fersenschmerzen links waren) Fusskette vor allem lateral gelöst, das rechte Becken deblockiert und der Kalottenknoten ausgiebig behandelt. Das rechte Zwerchfell (unterer Thorakaler Knoten) mit der gesamten rechten Flanke wurde faszial vollständig gelöst und anschließend der Waagentest wiederholt. Nun zeigte der Patient 10 kg rechts>links, also eine komplette Verschiebung auf die Gegenseite.

Nach 8 Wochen fand die Zweitbehandlung statt (etwas früher als gewöhnlich, da die zweite Einheit genügend Abstand vom Wettkampftag haben sollte). Die Waagen waren bis auf 2 kg rechts>links ausgeglichen und die Fersenschmerzen in deutlich geringerer Intensität und erst ab 15 km beim Laufen zu spüren, die Nackenschmerzen blieben unverändert. Die Füße und das Becken zeigten keine Auffälligkeiten mehr, der untere und obere Thorakale Knoten und der Kalottenknoten hingegen schon. Es fand eine Nachbehandlung des Zwerchfells statt, und es wurde eine Mobilisation der Kopf und Halsfaszien und eine intraorale Behandlung vorgenommen. Die Waagen schwankten beim Retest erheblich und zeigten eine Differenz von ca. 3 kg rechts>links.

Nach dem Wettkampf bekam ich eine Mail von ihm, in der er mir von „seinem Tag" berichtete. Der Nackenschmerz sei nach 150 km radeln kaum aufgetreten, beim Laufen wieder vollständig verschwunden. Den Fersenschmerz hatte er während des Wettkampfes gar nicht gespürt, erst einen Tag später traten diese beim Treppe steigen in leichter Form wieder auf. Der Muskelkater im gesamten Körper sei allerdings so heftig gewesen, dass er diesen Schmerz kaum wahrnahm. Er wollte wissen, wie das möglich sei, ich hätte seinen linken Fuß kaum behandelt.

Nach meiner Theorie zog er sich beim Sturz zusätzlich Blockaden im rechten Fuß zu (Talus und Os Naviculare), die ein physiologisches Abrollen und das Passieren des Lotdurchganges verhinderten. Solche Blockaden verlaufen häufig völlig symptomfrei. Die laterale Beinkette nach cranial, zusätzlich beeinträchtigt durch die großflächige Schürfwunde an der Lateralseite des Oberschenkels, erhöhte die Spannung und blockierte das Becken. Durch die flache Atmung aufgrund der Schmerzen der Rippenprellung hatte der Körper keine Chance sich selbst zu mobilisieren. Wenn dieser Zustand nicht korrigiert, sondern mit

Maximalbelastung auch noch zusätzlich traktiert wird, kommt es lokal zu Überlastungssyndromen. Die rechte, lädierte Seite wurde unbemerkt entlastet und somit die linke Seite überbelastet.

Der Sportler gestand mir, dass er völlig frustriert nach der ersten Behandlung aus der Praxis kam, weil er sich eine Symmetrie auf den Waagen erhoffte. Das Versprechen seine Regenerationszeiten einzuhalten bereiteten ihm ebenfalls Sorge. Er war ehrlich überrascht, wie fit und erholt sich sein Körper nach diesen Pausen anfühlte und anstatt des erwarteten Leistungseinbruchs wurde er sogar schneller. Das Laufen fühle sich harmonischer an und die Schritte wären länger und müheloser.

Sport mit Bewegungsvielfalt ist im Allgemeinen sehr wichtig, um einen Ausgleich zu den oft einseitigen und immer wiederkehrenden Tätigkeiten unseres Alltags zu schaffen. Wer jedoch regelmäßig über seine körperlichen Grenzen hinausgeht, kann nur durch Hypertensionen des Myofaszialen Organs kompensieren, was mittelfristig kontraproduktiv ist.

Ein Therapeut formuliert dem Patienten gegenüber am besten sehr klar, dass seine Aufgabe nicht darin besteht, seine Ansprüche zu bedienen, wenn diese strukturell gefährlich sein könnten. Wer sich in therapeutische Hände begibt, erwartet oft Heilung ohne selbst zu korrigieren. Es ist die Pflicht des Patienten, seine Motivation und Herangehensweise zu hinterfragen, da er alleine die Verantwortung für seinen Körper trägt. Die Frage des „Warum" eines Tuns ist in vielerlei Hinsicht interessant. Das Reflektieren und Beantworten der selbst gesteckten Ziele zeigen Patienten häufig, dass zu hohe körperliche Ansprüche nur kompensatorisch für andere Defizite als Platzhalter dienen. Um eine ausgeglichene Therapie zu ermöglichen, ist die Reflexion von Körperzustand und dem erwünschten Therapieziel unumgänglich.

Um nach der Behandlung den verbesserten Zustand zu erhalten ist es notwendig, dass sich der Patient bewusst macht, welche Störfaktoren in seinem Alltag wieder zur Verschlechterung führen könnten. Neben „Psyche" und „Stress" muss man Alltägliches, wie die Dauer von sitzender Haltung, die Sitzhaltung selbst, andere einseitige Belastungen und Schlafgewohnheiten erfragen. Während der Behandlung können sämtliche Faktoren gemeinsam ermittelt werden. Selbst wenn nicht alle Störfaktoren vollständig beseitigt werden können, so hilft es oft schon störendes Verhalten zu korrigieren, um dem Körper wieder die Möglichkeit zur Regeneration zu verschaffen. Lösungsansätze sind unter Punkt 5. Praxistipps erläutert.

Zusammengefasst ist das Ziel von KLINEA also dem Körper wieder die Möglichkeit zu geben, sein Lot mühelos zu durchlaufen.

KLINEA verfolgt das Ziel, dem Patienten den Lotdurchgang wieder bequem zu ermöglichen. Durchläuft ein Körper oder ein Körperabschnitt nämlich im Alltag immer wieder das Lot, ist es dem Myofaszialen Organ möglich, sich kurzzeitig zu entspannen. Ein Spannungsausgleich sorgt für einen verbesserten Gewebestoffwechsel und schützt den Organismus so vor Überlastungssyndromen wie z. B. einen „Tennisellenbogen", „Fersensporn" oder „Mausarm". Außerdem reduzieren sich Schmerzzustände, die Beweglichkeit verbessert sich, eine tiefere Atmung wird wieder möglich und der Körper wird resistenter gegen rezidivierende Blockaden. Zusammengefasst ermöglicht KLINEA dem Patienten eine verbesserte Lebensqualität.

3.2   Gelenkschonende Grifftechniken

Die Therapeutenhand: magisch? Vielleicht. Schützenswert? Auf jeden Fall! (Abb. 3.4)

Eine weitere Besonderheit des KLINEA-Konzeptes ist die Berücksichtigung des wertvollsten Werkzeugs eines jeden Therapeuten: seine Hände. An dieser Stelle erzähle ich einen Auszug meiner persönlichen Geschichte.

Schon immer, seit ich denken kann, war Physiotherapeutin mein Wunschberuf, den ich immer noch täglich leidenschaftlich gerne ausübe. Nach 15 Jahren Arbeit am Patienten bekam ich erstmals stechende Schmerzen in meinem linken Daumensattelgelenk. Obwohl ich fortan versuchte, meine Hände zu entlasten, verschlimmerten sich meine Beschwerden. Wenn ich mit Mitte 30 schon täglich Schmerzen in den Händen hatte, konnte ich den Beruf bis zur Rente noch ausführen? Was passiert mit meinen Praxen? Kann ich mir eine berufliche Alternative vorstellen? Diese und viele andere Fragen quälten mich, begleitet von existentiellen Ängsten. Meine erste Überlegung war, wie ich effektiv meine Finger bei der Behandlung entlasten konnte und begab mich auf die Suche nach geeigneten Tools. Schon schnell zeichnete sich ein entscheidendes Problem ab. Alle Behandlungshilfen mussten mit den Händen festgehalten werden, was meine Gelenke damals nicht mehr zuließen. Das Halten einer Kaffeetasse oder eines vollen Tellers fiel mir einhändig schon schwer. Besonders prägend war der Moment, als ich das Schloss an meiner Haustüre nicht mehr öffnen konnte. Als ich gezielt bei gleichaltrigen Kolleginnen nachfragte, erfuhr ich, dass viele von ihnen regelmäßig unter Schmerzen in den Händen litten. Männliche Kollegen schienen die tägliche Belastung besser wegzustecken. Ein Berufswechsel kam für mich nicht in Frage. So blieb mir nichts anderes übrig, als selbst ein Tool zu entwickeln. Ich bat meine Kollegen in der Praxis um ihre Mithilfe und wir trugen gemeinsam die Eigenschaften zusammen, die eine effiziente Behandlungshilfe haben muss.

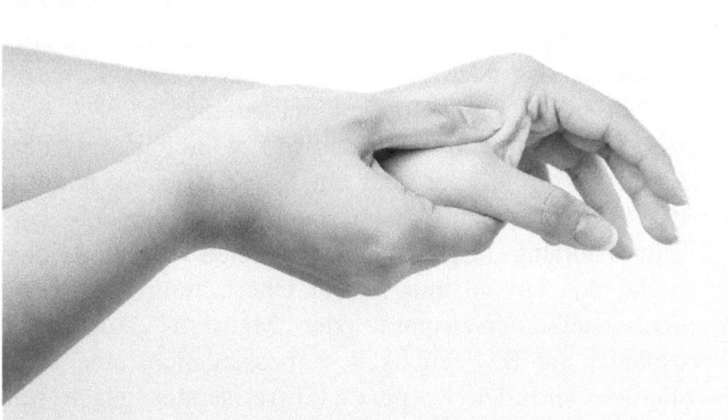

Abb. 3.4 Schmerzen im Daumensattelgelenk bei Physiotherapeuten sind keine Seltenheit

- Sie sollte effektiv die Fingergelenke entlasten
- Die Gewölbefunktion der Hand sollte unterstützt werden
- Die Sensitivität des Therapeuten darf nicht eingeschränkt sein, Verklebungen/Gelosen müssen spürbar bleiben
- Der Patient sollte kaum einen Unterschied zur Therapeutenhand merken
- Das Tool muss sich angenehm in der Hand des Behandlers anfühlen
- Das Material sollte gut zu reinigen, desinfizierbar und frei von Giftstoffen und Allergenen sein …
- …und in die Hosentasche des Therapeuten passen

Nach etlichen Versuchen mit Silikonkautschuk in der heimischen Küche konnte der erste Prototyp in der Praxis zum Einsatz kommen. Die Versuchsreihe wurde fortgesetzt, bis die ideale Form gefunden war. Silikonkautschuk wird allerdings mit der Zeit brüchig, deshalb ging die Suche nach einem geeigneten Material los. Ich entschied mich für medizinisches Silikon, da es alle geforderten Kriterien erfüllte. Die Verarbeitung musste allerdings von einer Firma vorgenommen werden. Der Weg von der Idee bis zur Marktreife des Produktes dauerte insgesamt zwei Jahre und lockte mich zeitweise weg von meiner Komfortzone. Dann war der „Klimmi" geboren, den ich an dieser Stelle kurz vorstellen möchte.

Er ist im Doppelpack in zwei Härtegraden erhältlich. Das Material haftet durch Adhäsion in der Therapeutenhand, so dass der Klimmi nicht aktiv festgehalten werden muss. Die führende Hand muss frei von Öl und Lotion sein, während die Haut des Patienten mit wenig Öl oder Lotion benetzt sein sollte (Abb. 3.5).

Der graue „Klimmi" ist aus einem härteren Material als der pinkfarbene. Grau wird für große Areale wie beispielsweise den Oberschenkel verwendet, wenn tiefer im Gewebe behandelt werden muss. Der Pinke eignet sich besonders für Areale, die bei der Behandlung geringeren Druck benötigen wie etwa der Unterarm oder die Schulter.

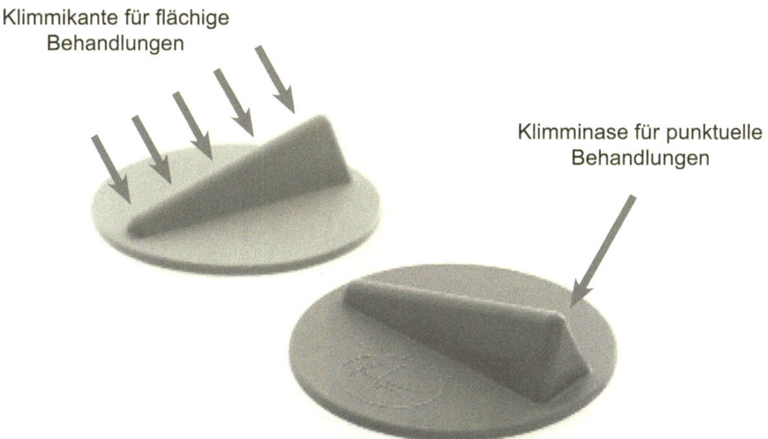

Abb. 3.5 Der Klimmi-Doppelpack zur Entlastung von Therapeutenhänden

Die glatte Seite liegt in der Hand, die „Nase" auf dem Daumenballen oder in Richtung Handgelenk zeigend, da hier mühelos Druck ausgeübt werden kann. Die Anwendung wird im Abschn. 3.3 ausführlich erklärt.

Warum die Therapeutenhand unter manchen Behandlungstechniken besonders leidet liegt daran, dass ihre physiologische Funktion nicht beachtet wird. Deshalb an dieser Stelle ein Exkurs in den funktionellen Aufbau der Hand.

Liegt eine Hand entspannt auf einer Fläche, bildet sie eine Kuppel. Also ein Längs- und ein Quergewölbe, genauso wie der Fuß. Längs wird die Kuppel von den Langfingern, MCP's II-VI und den Handwurzelknochen gebildet. Der Quergewölbebogen entsteht durch die Keilform der Handwurzelknochen in der Transversalebene. Funktionell stabiles Zentrum des Gewölbes ist das Os capitatum. Verschiedene und mehrschichtige Bandsysteme spannen und halten diesen Corpus zu einem dynamisch funktionierenden Ring zusammen und unterstützen das Gewölbekonstrukt. Das querverlaufende palmare Ligamentum retinaculum flexorum bietet nicht nur Durchlass für sensible Strukturen, sondern unterstützt gleichzeitig die Gewölbeverstrebung.

▶   Diese gewölbeartige Bauweise der Hand mit den vielen Gelenksverbindungen und einem ausgeklügelten Bandführungssystem haben einen wesentlichen Einfluss auf die Stabilität und Funktion der Hand.

Die Hand besteht aus zwei Polen. Die Daumenseite gilt als mobiler Pol. Dementsprechend schlaff ist die Gelenkkapsel des Daumensattelgelenks. Trotzdem stabilisiert ein raffiniertes Bandsystem die Führung des Daumens. Flexion, Extension, Adduktion und Abduktion finden in diesem Gelenk statt. Die Reposition und Opposition entsteht durch ein Rollgleiten von Metacarpus und den Mittelhandknochen.

Die Kleinfingerseite bildet den stabilen Pol und somit den Gegenpol zum Daumen. Sie weist stabilere Knochenverbindungen und eine straffere Kapsel auf. Die Basis des VI. Metacarpale ist rollenähnlich geformt, was eine geringe Rotationsfähigkeit zur Folge hat. Die stabilere Kleinfingerseite bietet dem Daumen eine effektive Führungshilfe, was beim Rolltest deutlich wird:

Beschreiben Sie mit dem Daumen einen größtmöglichen Kreis. Die Bewegung ist ausladend, fühlt sich aber oft holprig und instabil an. Klemmen Sie sich nun den Kleinfinger in die Handfläche so fest es Ihnen möglich ist und halten Sie ihn fest. Beschreiben Sie erneut den größtmöglichen Kreis mit dem Daumen. Die Bewegung wird durch die Verstrebung des Gewölbes limitiert und dadurch stabilisiert. Der Kreis wird kleiner, fühlt sich aber runder und stabiler an (Abb. 3.6).

Bewegen sich Daumen und Kleinfinger in einer Oppositionsbewegung aufeinander zu, strafft sich der Bandapparat um den Corpus und verstärkt die Gewölbefunktion.

▶   Bezieht man den Kleinfinger in Greifaktivitäten mit ein, reduziert sich die Belastung des Daumensattelgelenks über die Gewölbebildung des Carpus (Abb. 3.7).

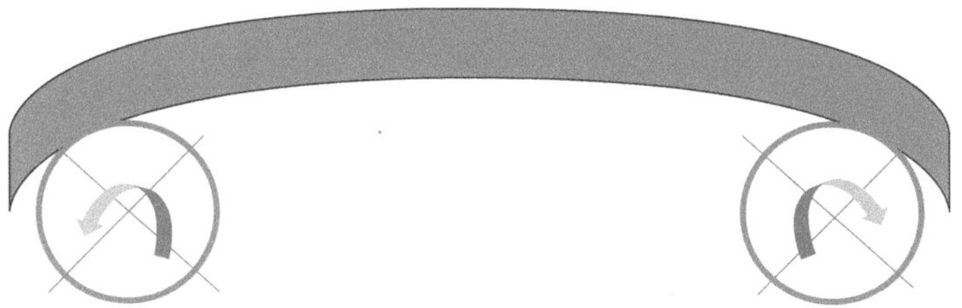

Abb. 3.6 Schematische Darstellung des Gewölbeaufbaus des Carpus durch Annäherung von Daumen- und Kleinfingerseite

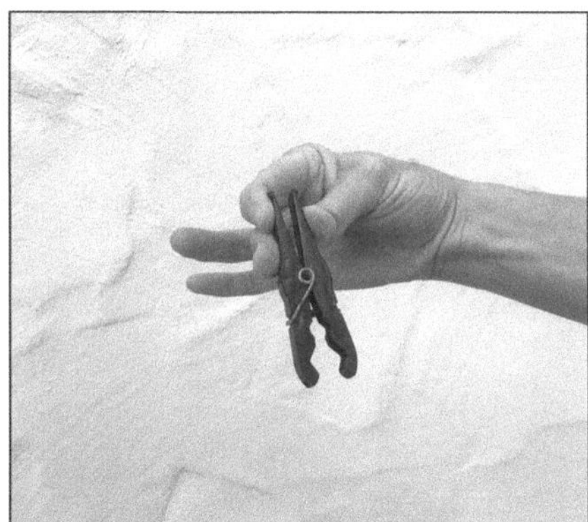 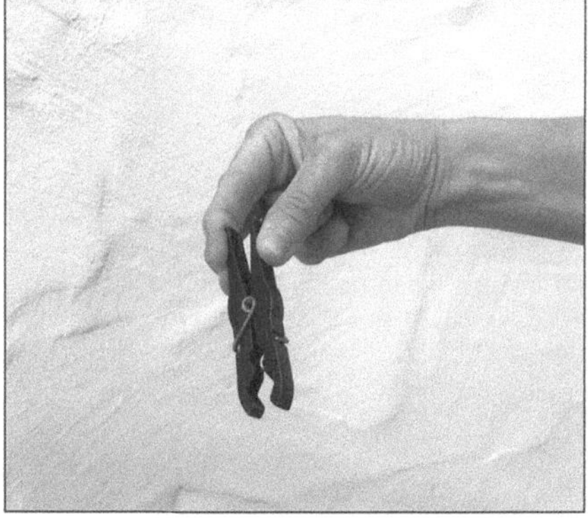

Abb. 3.7 *Links*: Greifaktivität ohne Einsatz der Kleinfingerseite; *rechts*: Mit Einsatz der Kleinfingerseite

Vor allem während der Therapie verursacht axialer und koaxialer Druck eine Kompression auf die Fingergelenke ohne adäquaten Schutz. Auch eine unergonomische Handhaltung, abweichend nach ulnar, häufig kombiniert mit Hyperextension im Handgelenk, führen zu einer Aufhebung des Handgewölbes und somit zu Instabilitäten an der Basis. Die Summe der Berufsjahre fordert so irgendwann ihren Tribut (Abb. 3.8).

Häufige Folgen dieses unsachgemäßen Umgangs mit den Therapeutenhänden sind Schmerzen, Bewegungseinschränkungen, chronische Instabilitäten mit Beeinträchtigung von neuralen Strukturen und schlussendlich arthrotische Veränderungen der Hand- und Fingergelenke, besonders dem Daumensattelgelenk.

Grundsätzlich gilt, dass der Tastbefund immer manuell **ohne** Behandlungstool durchgeführt werden muss, denn die erforderliche Sensitivität bietet ausschließlich unsere Fingerspitzen. Wurden Gelosen und Verklebungen im Gewebe erspürt, sollte wo es möglich ist, eine Behandlungshilfe zum Schutz der Therapeutenhände eingesetzt werden. Was sich anfangs etwas ungewohnt anfühlt, wird bei regelmäßigen Gebrauch schnell zur Gewohnheit. Möchte ein Behandler aus

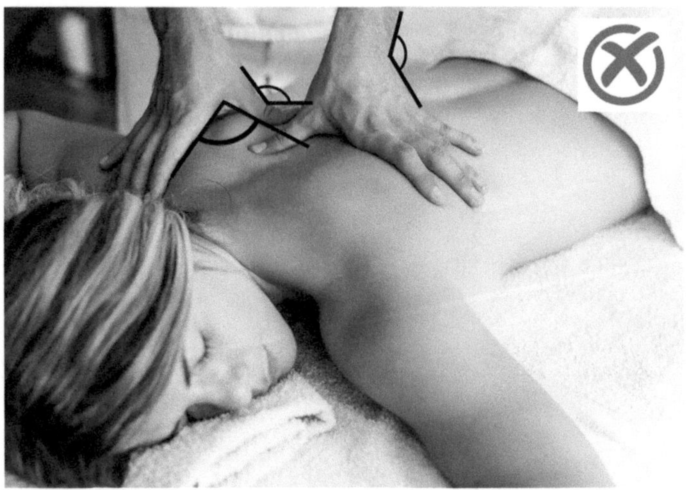

Abb. 3.8 Unergonomische Hand- und Fingerhaltung während einer Behandlung: maximale Reposition im Daumensattelgelenk kombiniert mit ulnarer Abduktion im Handgelenk und Hyperextension im Daumenendgelenk

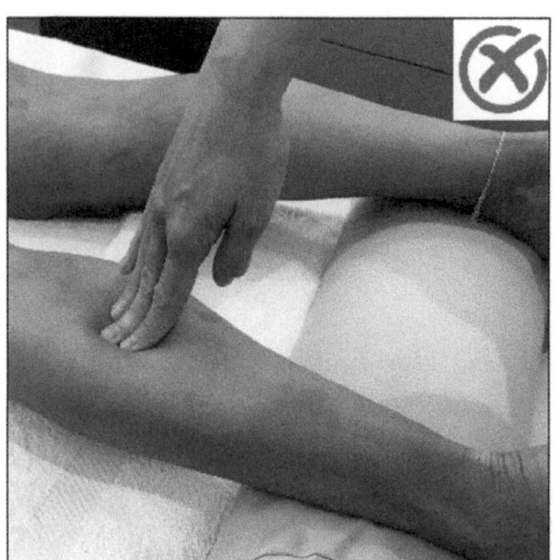

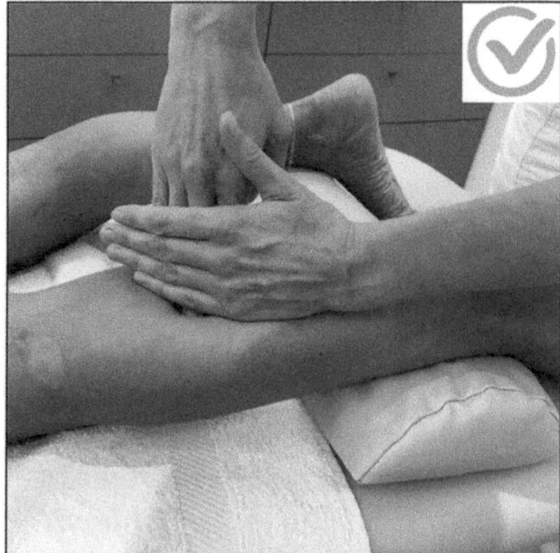

Abb. 3.9 *Links*: Starke Belastung durch eine Hyperextension der DIP II-IV; *rechts*: Die PIP II-IV stützen sich leicht flektiert an der linken Handinnenfläche ab, um die axiale Druckbelastung besser zu verteilen

irgendeinem Grund kein Hilfstool verwenden, werden in den nachfolgenden Abbildungen Beispiele für Alternativen gezeigt (Abb. 3.9, 3.10).

Bei der Benutzung des Klimmis bleiben alle Finger des Therapeuten entspannt. Die Gewölbefunktion des Carpus wird unterstützt, wenn die „Nase" in Richtung Palmarseite des Unterarms platziert wird (Abb. 3.11). Die benötigte Kraft geht aus dem Schultergürtel hervor. Gelosen lassen sich beim Gleiten

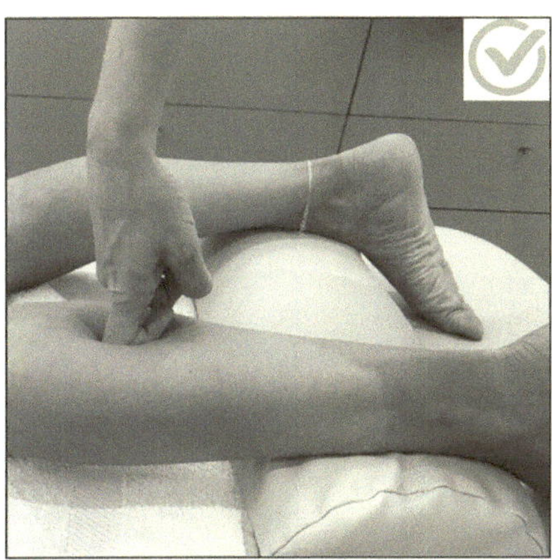 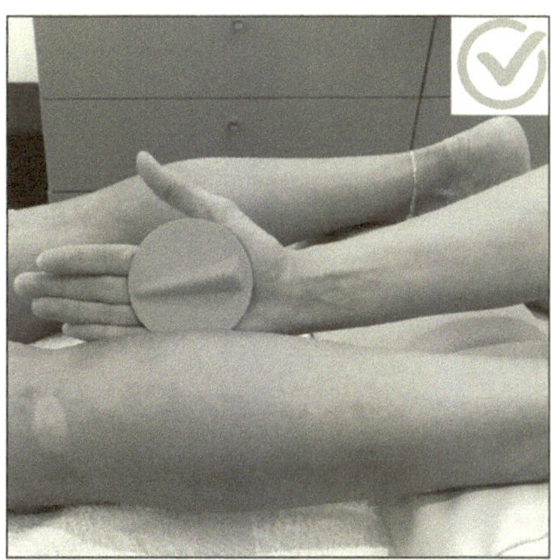

Abb. 3.10 *Links*: Anstatt das instabile Daumensattelgelenk wäre es ein Kompromiss, das PIP des Zeigefingers bei der Behandlung einzusetzen; *rechts*: Der Einsatz des Klimmis bedeutet eine komplette Entlastung aller Fingergelenke und eine Unterstützung des Handgewölbes durch die „Nase" am Carpus

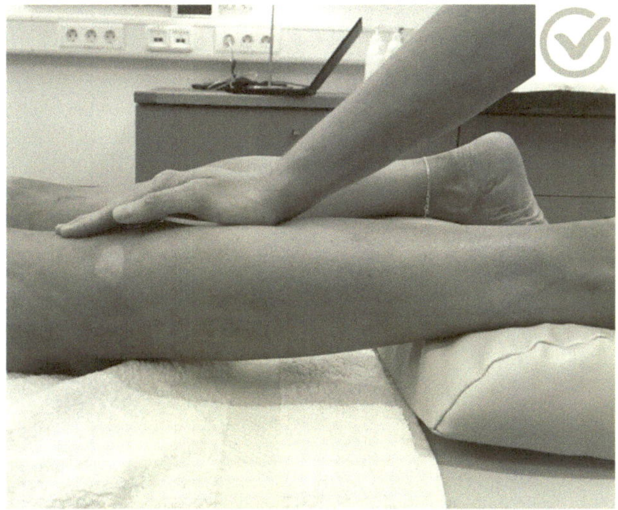

Abb. 3.11 Der Klimmi im Einsatz

im Gewebe trotzdem klar definieren, da sie unter dem Klimmi als Widerstand („Stop") wahrnehmbar sind. Der Kraftaufwand ist mit Klimmi deutlich geringer, da sich durch das Armgewicht des Therapeuten die Spitze schon ins Gewebe schmiegt. Für eine gute Haftung sorgt eine trockene Therapeutenhand, für gutes Gleiten im zu behandelnden Gewebe ist etwas Lotion oder Öl nötig. Da die Hände eines Behandlers häufig ölig sind, empfiehlt es sich ein Gästehandtuch mit in den Behandlungsraum zu nehmen, um bei Bedarf die Führungshand zu säubern.

Besonders beim Kneifgriff erhöht sich die Kompression auf das Daumensattelgelenk. Durch das Einrollen der Kleinfingerseite verbessert sich die Stabilität durch die Aktivierung des Handgewölbes und somit auch den Schutz dieser Struktur (Abb. 3.12 und 3.13).

Behandlungstechniken im Überblick (Abb. 3.14):

- Seitliches Ziehen (punktuell oder flächig möglich)
- Schiebetechnik (punktuell oder flächig möglich)
- Palmares Ziehen (punktuell oder flächig möglich)
- Drucktechnik mit PIP II
- Abhebetechnik
- Rolltechnik
- Kneiftechnik/Kneifgriff
- Mikropressur mit Golf-T (Beschreibung im nächsten Kapitel) (Abb. 3.15)

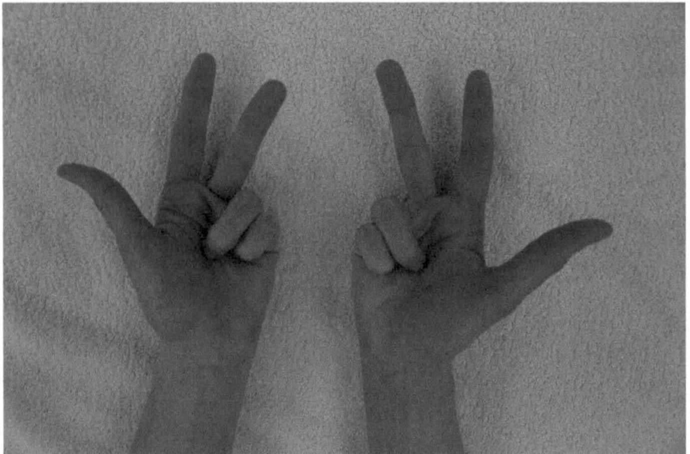

Abb. 3.12 Einrollen der Kleinfingerseite vor der Behandlung

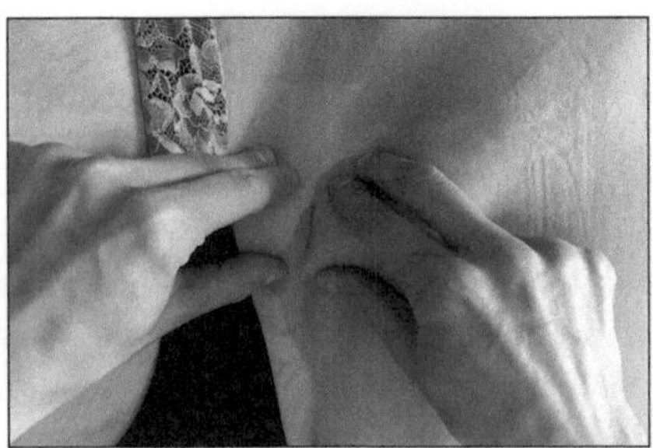 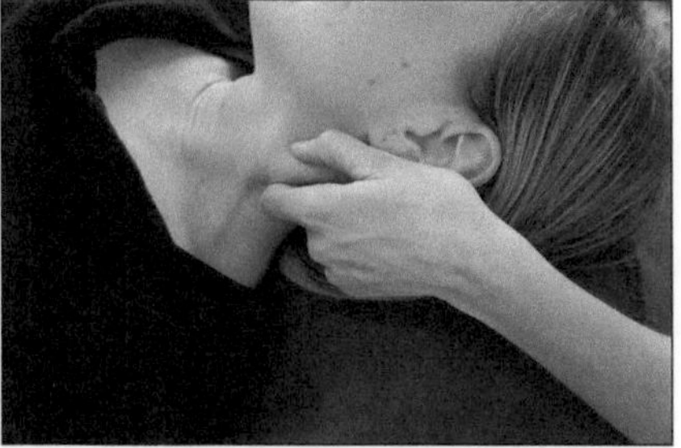

Abb. 3.13 Narbenmobilisation und Kneifgriff mit aktiviertem Handgewölbe zum Schutz des Daumensattelgelenks

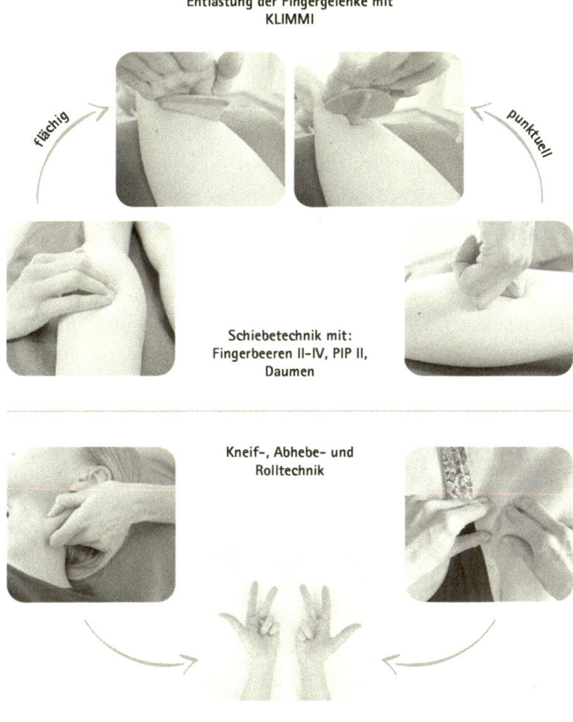

Abb. 3.14 Grifftechniken der Faszienbehandlung und gelenkschonende Alternativen

Eine weitere Besonderheit des KLINEA-Konzeptes ist die Berücksichtigung des wertvollsten Werkzeugs eines jeden Therapeuten: seine Hände. Therapeuten leiden im Schnitt 20 Jahre früher unter Arthritiden in den Hand- und Fingergelenken als der Rest der Bevölkerung. Frauen erkranken häufiger als Männer. Es lohnt sich also bei allen angewendeten Behandlungstechniken nicht nur die Gesundheit des Patienten im Auge zu behalten, sondern auch möglichst die Gelenke des Therapeuten zu schützen. Neben dem Umgang mit dem von Fr. Klink entwickeltem Behandlungstool „Klimmi", lernt der KLINEA-Therapeut Tricks, wie er die Belastung durch Druck und Zugkräfte auf Fingergelenke vermeidet.

3.3 Manuelle Untersuchung und Therapie von Knoten und Funktionsketten

Gewebe
Untersucht der Therapeut die einzelnen Knoten und Funktionsketten beim Patienten, so sucht er nach spürbaren Gelosen und geringer Verschiebbarkeit im Gewebe. Dabei unterscheidet man zwischen der subcutanen, oberflächlichen Schicht und tieferen

Gewebsschichten. Erstaunlicherweise genügt es in der Regel einen Behandlungsreiz an der Oberfläche zu setzen, um über den neurologischen Input auch tiefere Schichten zu lösen. Verklebungen sind häufig als kleine „Erbsen" oder „Bügelfalten" fühlbar. Für die manuelle Untersuchung des Gewebes müssen die Therapeutenfinger trocken sein, sonst fehlt die notwendige Haftung (Adhäsion) am Gewebe. Die Fingerbeeren nehmen zunächst flächigen Kontakt zur Oberfläche auf und verschieben diese in unterschiedliche Richtungen ohne über das Gewebe hinweg zu gleiten. Die Therapeutenfinger haften also an der Gewebeoberfläche und verschieben diese, bis ein fühlbarer Stopp die Bewegung limitiert. Unterschiedliche Richtungen werden so miteinander verglichen. Erst bei der Therapie gleiten die Finger über diesen Stopp und schieben das Gewebe über den zu behandelnden Bereich vor den Fingern her. Dabei reichen 3 bis 4 Wiederholungen aus. Sollte sich die Spannung im Gewebe nicht merklich reduziert haben, wird trotzdem der nächste Bereich behandelt. Oft muss erst die komplette Funktionskette behandelt werden, damit eine lokale Hypertension verringert werden kann. Während der Behandlung darf der Patient ein brennendes oder schneidendes Gefühl wahrnehmen, ohne sich dadurch stark beeinträchtigt zu fühlen.

▶   Lokale ödematöse, sehr schmerzempfindliche Gelosen können in vielen
     Fällen erstaunlich gut mit Mikropressur behandelt werden. In meiner
     Praxis verwenden wir hierfür ein gewöhnliches Golf-T aus lackiertem
     Holz. Ein Kugelschreiber ohne Mine kann ersatzweise auch benutzt

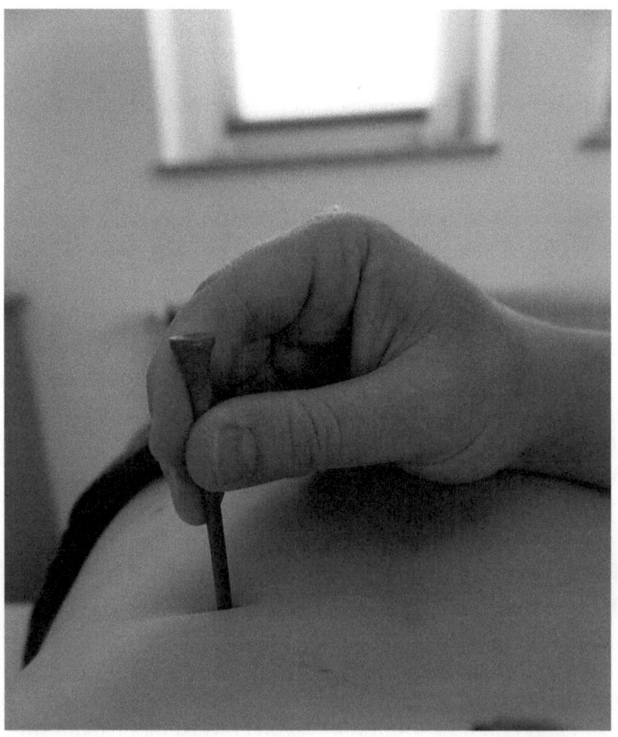

Abb. 3.15 Mikropressur mit einem Golf-T an einer Gelose mit ödematöser Aufquellung

werden. Mit der Spritze wird die Hautoberfläche mit wenig Druck an mehreren Stellen schmerzfrei mikropressiert. Dieser neurologische Reiz auf der Hautoberfläche genügt dem System, um eine Spannungslösung zu veranlassen (Abb. 3.15).

Beim manuellen Befund ergeben sich folgende Fragen:

- Gleitet das oberflächliche Gewebe in allen Richtungen gleich?
- Sind punktuelle oder flächige Gelosen spürbar?
- Wie fühlt sich das Gewebe an? Schwitzig, schwammig verquollen, gespannt oder teigig?

Dieser Vorgang wird tiefer im Gewebe wiederholt. Eine weitere Möglichkeit der Untersuchung des oberflächigen Gewebes sind Abhebungen. Hierbei wird mit beiden Zeigefingern und Daumen eine Gewebsfalte gegriffen und dabei versucht diese senkrecht zur Oberfläche abzuheben.

- Lässt sich eine Gewebsfalte greifen?
- Lässt sich die Gewebsfalte abheben?
- Wie groß ist der Widerstand beim Abheben?
- Verfärbt sich das Gewebe *nach* dem Abheben?
- Wenn ja: wird es rosig, tiefrot oder weiß?

Bei einem gesunden Myofaszialen Organ lassen sich alle Gewebstiefen gleichmäßig in sämtliche Richtungen verschieben. Nichts bremst die Bewegung und das Gewebe fühlt sich trocken, glatt und geschmeidig an. Hautfalten lassen sich mühelos abheben und verfärben sich nach diesem minimalen Reiz höchstens zart rosa.

Die Beurteilung der manuellen Untersuchung stützt sich auf den Vergleich der unterschiedlichen Areale. Ist zum Beispiel Gewebe an allen getesteten Stellen gleichmäßig gespannt oder verquollen, handelt es sich kaum um ein lokales Problem. Dann zählt dieser Patient tendenziell zu den lymphatischen Typen. Es liegt also ein generalisiertes Stoffwechselproblem vor. Aussagekräftig ist demnach ein positiver Test erst, wenn er sich ausschließlich auf bestimmte Areale bezieht. Patienten mit einem generalisierten Stoffwechselproblem helfen häufig Lymphdrainage, ein gezieltes Sportprogramm und eine Ernährungsumstellung, ergänzend zur KLINEA-Behandlung. Eine ärztliche Abklärung ist ratsam.

Findet der Therapeut in einem der Knoten oder Funktionsketten eine Richtung, die eine geringere Verschiebbarkeit aufweist, ist dieser Test gleichzeitig die Therapie. Das Gewebe wird durch Verschieben, Abhebungen, Rollungen und manipulative Techniken mobilisiert. Jeder Therapeut verwendet die Technik, die er präferiert. Der anschließende praktische Teil zeigt verschiedene Beispiele.

Fazit

Die manuelle Untersuchung von Faszien erfordert etwas Übung und lebt von der Erfahrung. Wer aber täglich manuell mit Bindegewebe arbeitet, spürt Unterschiede sehr schnell und kann die Beschaffenheit und Reaktion im Laufe der Zeit gut beurteilen. ◄

Narben
Vor allem Narben sollten immer manuell untersucht werden. Das Gewebe wird von allen Richtungen zur Narbe hin verschoben.

- Weist die Narbe im Ruhezustand Rötungen oder Einziehungen auf?
- Gibt es bei dem Verschiebbarkeitstest Einziehungen oder Stopps in eine Richtung?
- Reagiert das umliegende Gewebe oder die Narbe selbst mit einer tiefroten Verfärbung oder Hitze?

Zeigt eine Narbe oder das umliegende Areal eine starke Rötung oder fühlt es sich warm oder heiß an, stellt das eine Kontraindikation für eine Mobilisation dar. Gewebsverklebungen bei Narben lassen sich mit manipulativen Techniken häufig noch nach Jahren mobilisieren. Eine sinnvolle Ergänzung kann die Unterspritzung mit einem Lokalanästhetikum sein, durchgeführt von einem Arzt oder Heilpraktiker.

Funktionsketten im Körper
Eine Bewegung des menschlichen Körpers findet nie isoliert statt. Wir bewegen uns in Mustern, sobald ein Glied eine Bewegung initiiert. Dabei werden immer

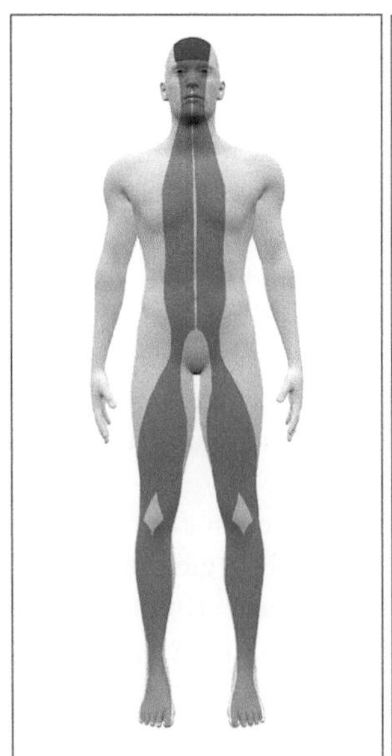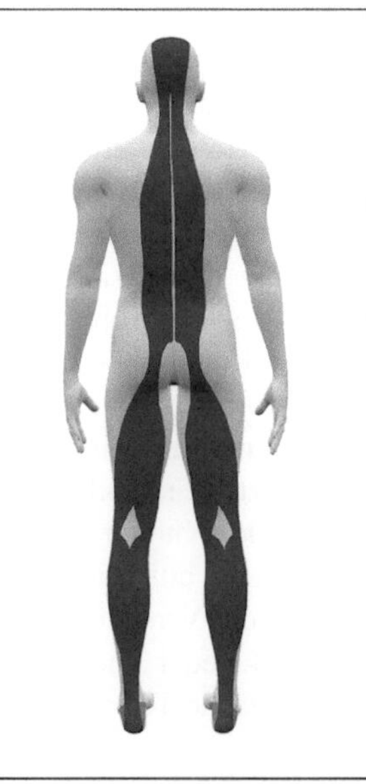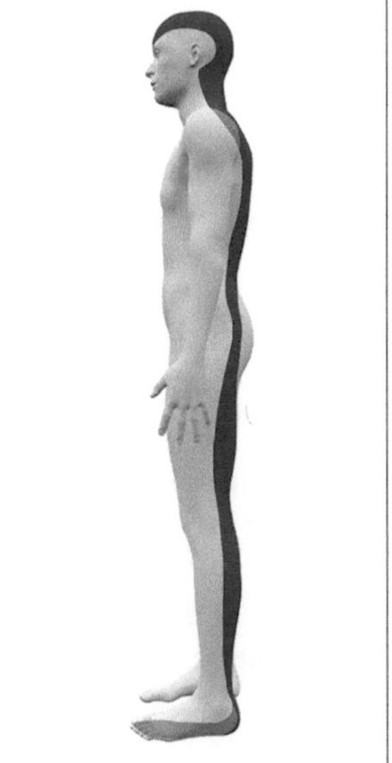

Abb. 3.16 *Links*: Dorsale fasziale Funktionskette, Ansicht von ventral; *Mitte*: Dorsale fasziale Funktionskette, Ansicht von dorsal; *rechts*: Dorsale fasziale Funktionskette, Ansicht von lateral

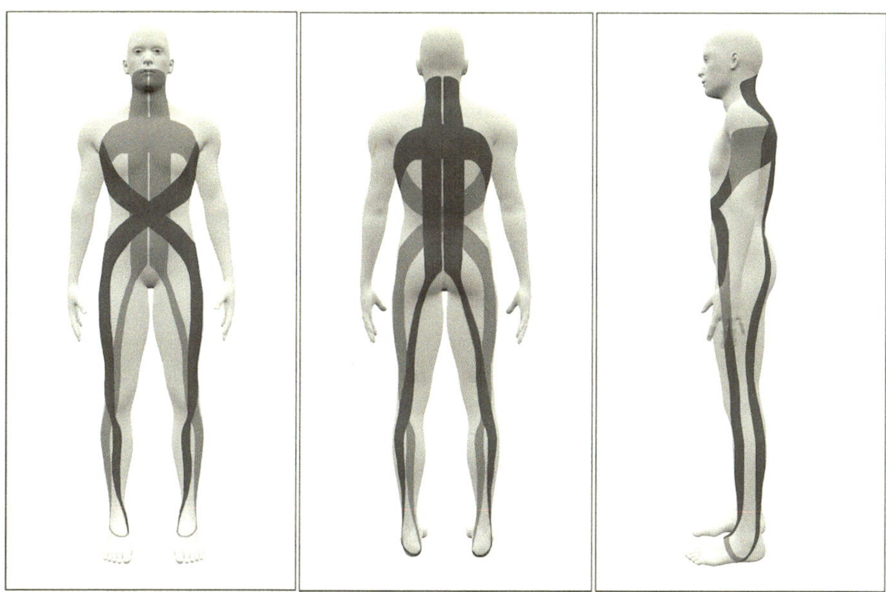

Abb. 3.17 *Links*: Funktionskette mit rotatorischer Komponente, Ansicht von ventral; *Mitte*: Funktionskette mit rotatorischer Komponente, Ansicht von dorsal; *rechts*: Funktionskette mit rotatorischer Komponente, Ansicht von lateral

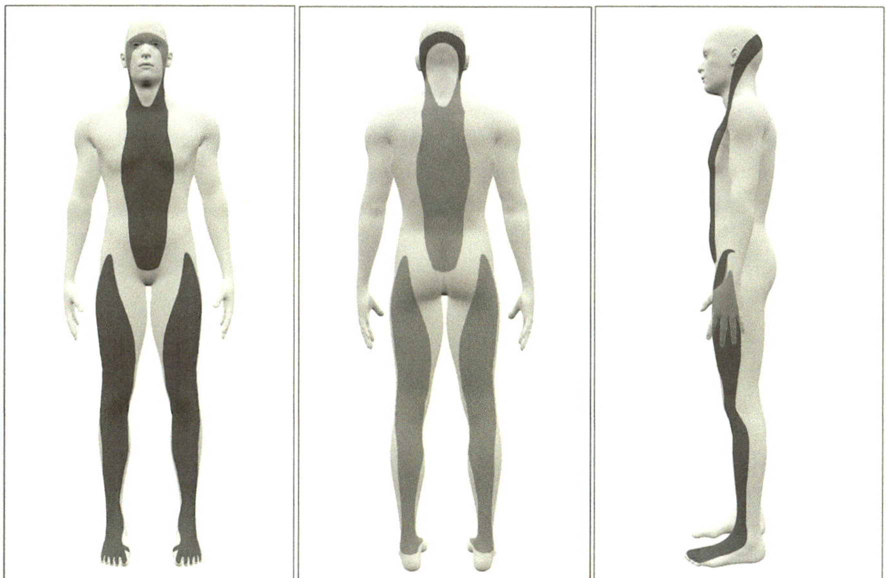

Abb. 3.18 *Links*: Ventrale Funktionskette, Ansicht von ventral; *Mitte*: Ventrale Funktionskette, Ansicht von dorsal; *rechts*: Ventrale Funktionskette, Ansicht von lateral

Funktionsketten aktiviert. In der Literatur findet man eine Vielzahl dieser definierten Ketten. Drei hilfreiche Beispiele sind nachfolgend abgebildet, um die Zusammenhänge im Körper besser zu veranschaulichen. Die Therapie richtet sich bei KLINEA aber ausschließlich nach dem erstellten Sichtbefund. Die abgebildeten Funktionsketten bieten nur eine Hilfestellung.

Betrachtet man die Abb. 3.16 wird deutlich, dass Gelosen in der Plantarfaszie durchaus Nackenschmerzen hervorrufen können.

Zieht man bei Abb. 3.17 imaginär an einer der beiden quer verlaufenden Schlingen und stellt sich vor, wie sich der Körper infolgedessen verwringen würde, wäre von dorsal eine Skoliose zu beobachten.

Abb. 3.18 zeigt, dass die Verklebungen einer Sectionarbe Auswirkung auf die Funktion des Kiefergelenks haben. Der Hypertonus über die ventrale Funktionskette beeinträchtigt den Bereich der Mm. scaleni und den M. sternocleidomastoideus.

Anhand dieser Beispiele wird klar, dass das Denken in lokalen Schmerzgeschehen überholt ist und in den meisten Fällen zu keinem befriedigenden Behandlungsergebnis führen kann.

Nachfolgend werden praktische Behandlungstechniken des KLINEA-Konzepts weitgehend stichpunktartig beschrieben. Die Pfeile zeigen Test- und Behandlungsrichtungen, Punkte stehen für Fixationen und unterbrochene Pfeile stehen für eine mögliche und sinnvolle Manipulation des Gewebes.

Kalottenknoten und Pharyngealknoten

Symptome wie Migräne, chronischer Kopfschmerz, Schwindel, Tinnitus, Zahnschmerzen ohne entsprechenden Befund, chron. Sinusitis und Ohrenschmerzen, auch ohne entzündliche Prozesse, sind typisch für eine Störung im Kalotten- und Pharyngealknoten. Dazu gehören zudem Schluckstörungen und unproduktiver Reizhusten.

Zur Erinnerung: wird beim Test „abgewandeltes Derbolowsky-Zeichen" eine Beteiligung des Kalottenknotens durch Kieferprovokation festgestellt, wird dieser zusammen mit dem Pharyngealknoten fokussiert behandelt. Unterteilt werden die beiden Knoten in Bezug auf die Behandlung in:

- Kopfschwarte
- Kiefer- und Kaumuskulatur
    - Temporaler Bereich
    - Masseterbereich
    - Ohrumgreifende Faszien
    - Ansatz M. temporalis
    - M. pterygoideus medialis
    - M. pterygoideus lateralis

- Ventrale Halsfaszie
    - Mundboden
    - Platysma

- Suboccipitale Extensoren

▶ Klagt ein Patient an dem Tag der Behandlung über akute Kopf-schmerzen, wird der Kalottenknoten nur in oberflächlichen Schichten behandelt. Auf manipulative Gewebstechniken wird verzichtet. Anschließend empfiehlt es sich diesen Bereich lymphatisch abzu-drainieren

Die Kopfschwarte

Die Kopfschwarte besteht aus einem haubenartigen Sehnengeflecht (Galea aponeurotica), dem subcutanen Unterhautgewebe und der Kopfhaut. Sie erstreckt sich von den Augenbrauen bis zum Hinterhaupt und nimmt ihren Verlauf cranial über das Cranium.

Besonders Patienten mit chronischen Kopfschmerz und Migräne zeigen in diesem Bereich Gelosen und Verklebungen (Abb. 3.19).

Ausgangsstellung (ASTE) Patient: Rückenlage, der Therapeut sitzt oder steht am Kopfende der Liege. Deckenlampen sollten den Pateinten nicht blenden.

Manueller Befund und Therapie: Im Stirnbereich wird die Verschiebbarkeit als erstes getestet. Die Therapeutenfinger nehmen zunächst flächig Kontakt zu den oberflächlichen, später zu den tieferen Schichten auf. Die Verschiebbarkeit wird nach cranial/caudal und nach lateral getestet und entsprechend mobilisiert. Dieses Vorgehen wird nach cranial über das Cranium bis zum Hinterhaupt, der Linea nuchae, fortgesetzt (Abb. 3.20).

Kiefer- und Kaumuskulatur

Theoretisch sollten sich die Kauflächen ausschließlich beim Kauvorgang und Zähneputzen berühren. „Pressen" oder „Knirschen" sind aber Teil der Stress-verarbeitung, vor allem nachts, und müssen nicht zwangsläufig zu Störungen im stomatognathen System führen. Bruxismus ist also nicht unbedingt als Diagnose zu sehen, sondern vielmehr als Symptom für den Bedarf an Stressbewältigung. Eine individuell angepasste Aufbissschiene schützt zwar den Zahnschmelz der Kauflächen und verteilt den Druck auf das Kiefergelenk gleichmäßiger, ver-

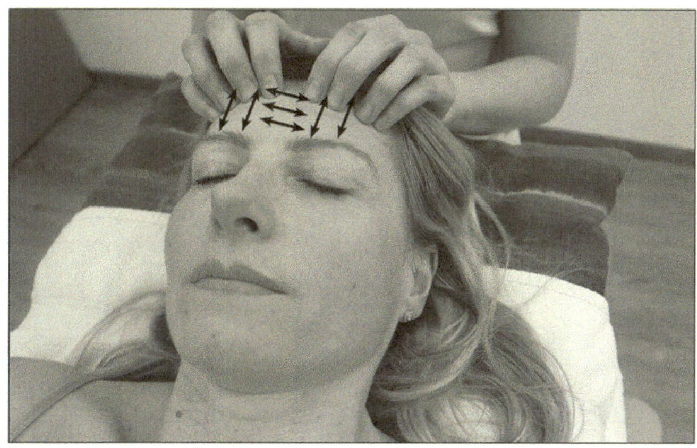

Abb. 3.19 Verschiebbarkeitstest und Therapie der Kopfschwarte im Bereich der Stirn punktuell

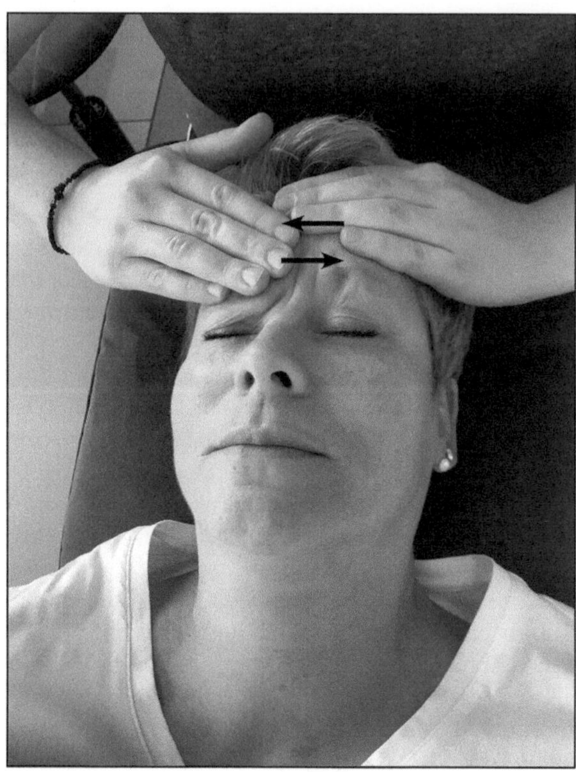

Abb. 3.20 Verschiebbarkeitstest und Therapie der Kopfschwarte im Bereich der Stirn flächig

hindert aber nicht die Erhöhung der Gewebespannung der Faszien im Kalotten-
und Pharyngealknoten. Übersteigt der neurologische Input über den Kontakt der
Kauflächen das Maß dessen, was der Organismus verarbeiten kann, entstehen
Blockaden im Gewebe. Auch statische Fehlhaltungen mit einer Verlagerung des
Kopfes nach ventral („Schildkrötenhals") provoziert eine Dauerspannung der
Faszien im Bereich des Kiefers.

Test Mundöffnung (Ermittlung der vertikalen Mobilität des Unterkiefers):
Während der Patient seinen Mund langsam maximal öffnet, palpiert der Therapeut
an beiden Kiefergelenken die Bewegung der Mandibula und beobachtet vom
Kopfende aus deren Verlauf. Bei einer Deviation wird primär die Seite therapiert,
zu der die Mandibula ausweicht. Auf der Gegenseite ist bei der Palpation am
Gelenk zwar häufig eine Subluxation tastbar, diese Hypermobilität resultiert aber
aus einer Einschränkung der Deviationsseite.

Temporaler Bereich
(Siehe Abb. 3.21)
ASTE Patient: Rückenlage, HWS in entspannter Rotation.

Abb. 3.21 Behandlung im
Bereich des M. Temporalis

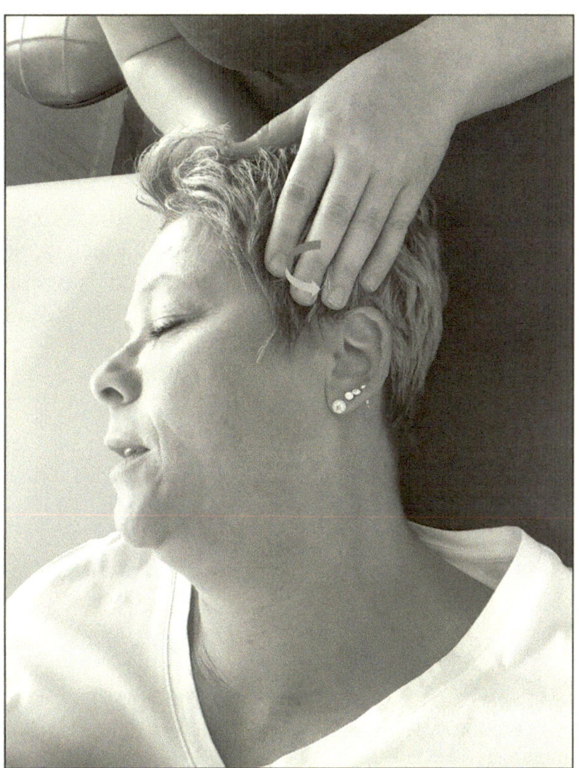

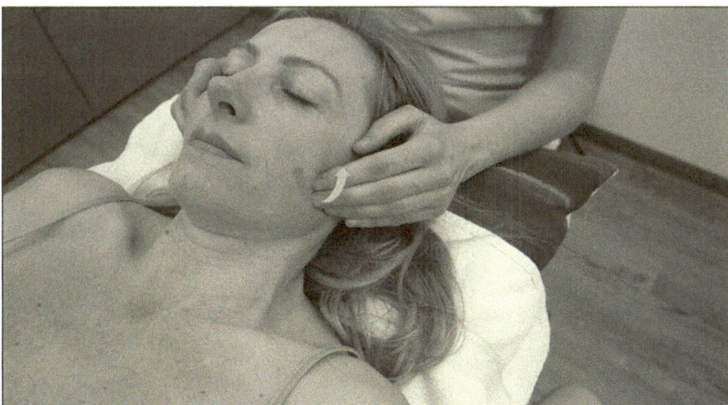

Abb. 3.22   Behandlung im Bereich des M. masseters

Manueller Befund und Therapie: Im Bereich des M. temporalis palpieren. „Klappert" der Patient mit den Zähnen, lässt sich der Bereich gut abgrenzen. Gelosen werden halbkreisförmig von cranial nach caudal behandelt.

Masseterbereich
(Siehe Abb. 3.22)
　　ASTE Patient: Rückenlage, der Kopf liegt zentriert.
　　Manueller Befund und Therapie: Flächig mit den Fingerbeeren die Faszie des Masseters von cranial nach caudal ausstreichen. Effektiver wirkt diese Technik, wenn der Patient synchron dabei den Mund öffnet und wieder schließt.

Ohrumgreifende Faszien
(Siehe Abb. 3.23)
　　ASTE Patient: Rückenlage, der Kopf ist zur Gegenseite rotiert.
　　Manueller Befund und Therapie: Das Ohr wird flächig umgriffen, nach dorsal in Vorspannung gebracht und gehalten. Die andere Hand mobilisiert die ventralen Faszien nach cranial/medial (Abb. 3.23).
　　ASTE Patient: Rückenlage, der Kopf ist zur Gegenseite rotiert.

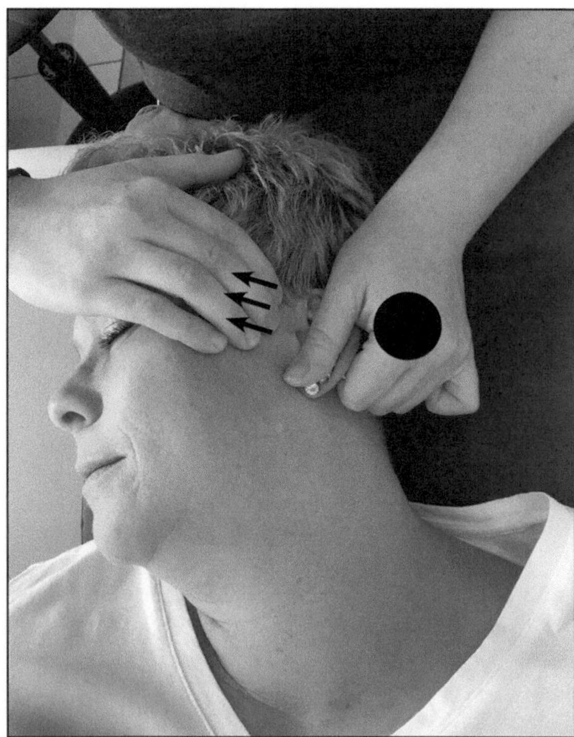

Abb. 3.23 Tastbefund und Mobilisation der ohrumgreifenden Faszie, ventral

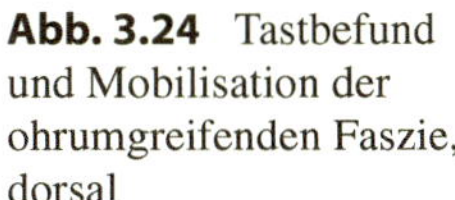

Abb. 3.24 Tastbefund und Mobilisation der ohrumgreifenden Faszie, dorsal

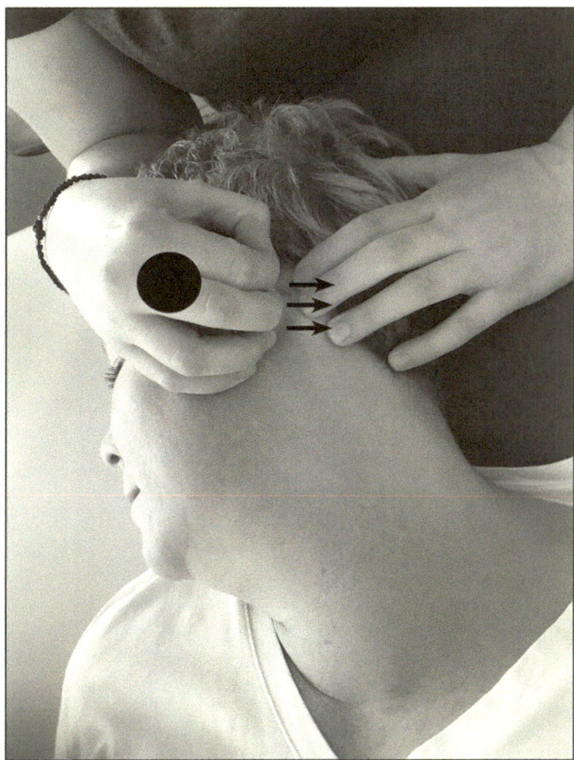

Manueller Befund und Therapie: Das Ohr wird flächig umgriffen, nach ventral in Vorspannung gebracht und gehalten. Die andere Hand mobilisiert die dorsalen Faszien nach dorsal (Abb. 3.24).

▶ Diese oben genannten Behandlungstechniken helfen auch Kindern mit chronischer Otitis media, da sich die Belüftung der Eustach'schen Röhre sofort deutlich verbessert. Behandlungen werden allerdings nur in einem entzündungsfreien Intervall durchgeführt.

▶ Gerade im Bereich des Kalotten- und Pharyngealknotens besteht die Gefahr der Reizüberflutung durch ein Übermaß an Behandlungstechniken. Bei der ersten KLINEA-Behandlung empfiehlt es sich ausschließlich extraoral zu therapieren. Weist der Kieferbereich in den darauffolgenden Befunden weiterhin Störungen auf, kann die im Folgenden beschriebene intraorale Behandlung ergänzend angewendet werden.

Intraorale Behandlung

Bei der intraoralen Behandlung wird nur in der oberflächlichen faszialen Schicht therapiert. Der Druck beschränkt sich eher auf eine kurze Berührung, da das Gewebe im Mundinneren äußerst empfindlich reagiert. Auch Gelosen in diesem Bereich sind ausgesprochen schmerzempfindlich. Beim Tragen von Handschuhen während der Behandlung müssen vorher eventuelle Allergien (z. B. Latex) abgeklärt werden. Die intraorale Behandlung ist, richtig dosiert eingesetzt, eine schnelle und effektive Methode um Störungen im stomatognathen System zu beheben.

Ansatz M. temporalis
(Siehe Abb. 3.25)
ASTE Patient: Rückenlage, der Kopf ist zur behandelnden Seite rotiert.

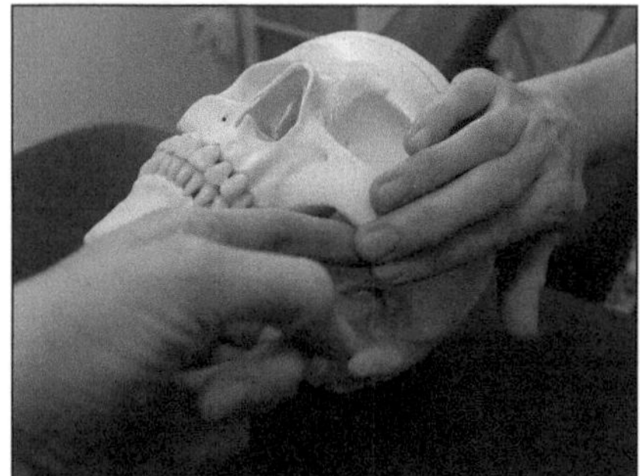
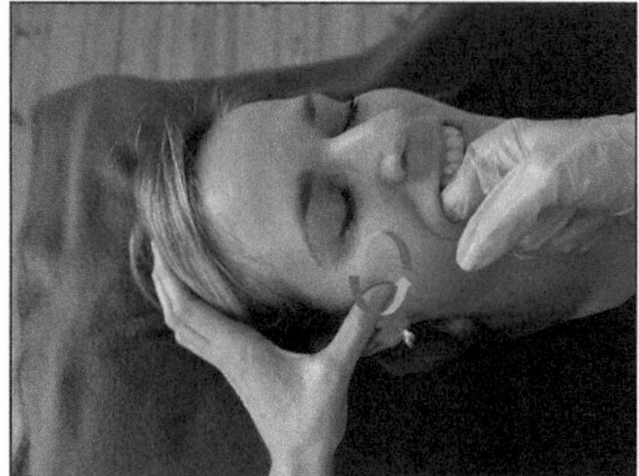

Abb. 3.25 *Links*: Behandlung Ansatz des M. temporalis intraoral am Skelettschädel gezeigt; *rechts*: Am Patienten

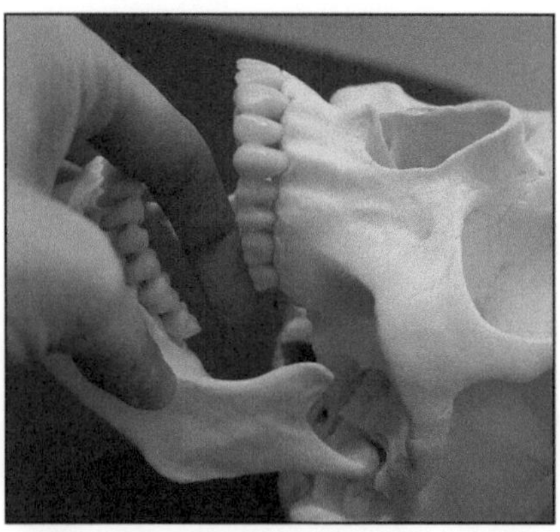
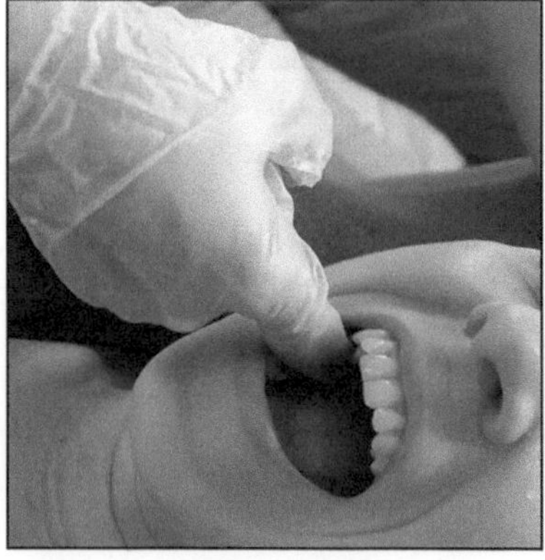

Abb. 3.26 *Links*: Behandlung Ansatz des M. pterygoideus medialis intraoral am Skelettschädel gezeigt; *rechts*: Am Patienten

Manueller Befund und Therapie: Der Therapeut sitzt auf der zu behandelnden Seite und gleitet mit dem Zeigefinger buccal (lateral) an der oberen Zahnreihe nach dorsal, bis sich das Gewebe massig anfühlt. Mit der anderen Hand palpiert er den Ansatz des M. temporalis, der sich direkt unter dem Os zygomaticum befindet. Erst wenn sich beide Finger (intra- und extraoral) treffen, wird das Gewebe im Kneifgriff vorsichtig kreisförmig mobilisiert.

M. pterygoideus medialis
(Siehe Abb. 3.26)
ASTE Patient: Rückenlage, der Kopf liegt zentriert.
Manueller Befund und Therapie: Der Therapeut sitzt auf der zu behandelnden Seite. Der Zeigefinger gleitet okklusal nach dorsal, bis er Muskel fühlbar ist. Die Kauflächen ruhen auf dem Finger des Therapeuten, um die Spannung durch zu viel Mundöffnung zu verhindern. Mit sanften Druck wird nach dorsal intermittierend mobilisiert.

M. pterygoideus lateralis
(Siehe Abb. 3.27)
ASTE Patient: Rückenlage, der Kopf liegt zur Gegenseite (in Richtung Therapeut) rotiert.
Manueller Befund und Therapie: Der Therapeut sitzt auf der Gegenseite. Mit dem kleinen Finger gleitet er bukkal (lateral) an der oberen Zahnreihe entlang nach dorsal, bis ein Stopp fühlbar ist. Der Patient wird aufgefordert seine Mandibula zur Behandlungsseite zu schieben. In den entstandenen Spalt gleitet vorsichtig der Therapeutenfinger und hält mit vorsichtigem Druck, bis der Widerstand geringer wird.

Ventrale cervicale Faszie
Die ventrale cervicale Faszie umfasst den Mundboden und das Platysma. In diesem Bereich wird ausschließlich unilateral behandelt, um die Blutzirkulation zum Gehirn über die A. carotis nicht zu beeinträchtigen.

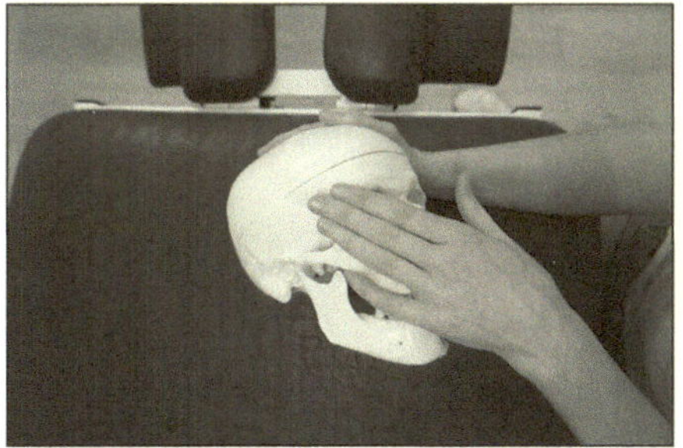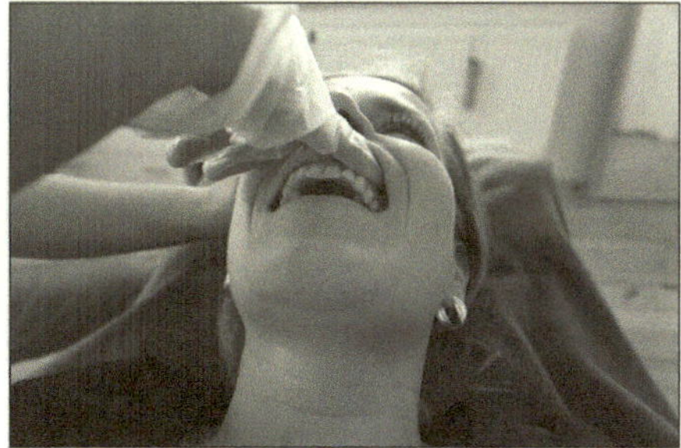

Abb. 3.27 *Links*: Behandlung Ansatz des M. pterygoideus lateralis intraoral am Skelettschädel gezeigt; *rechts*: Am Patienten

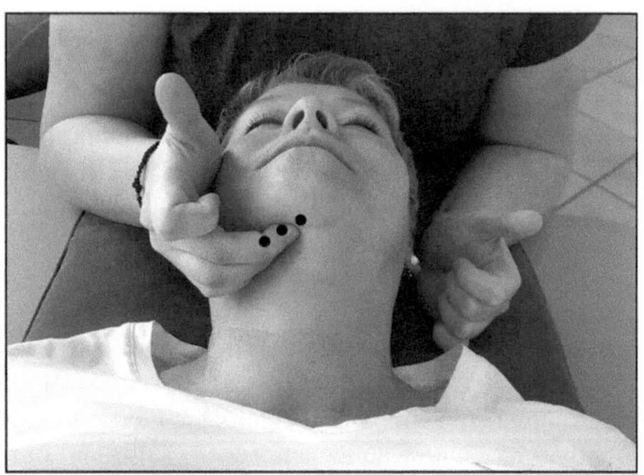

Abb. 3.28 Unilaterale Behandlung am Mundboden

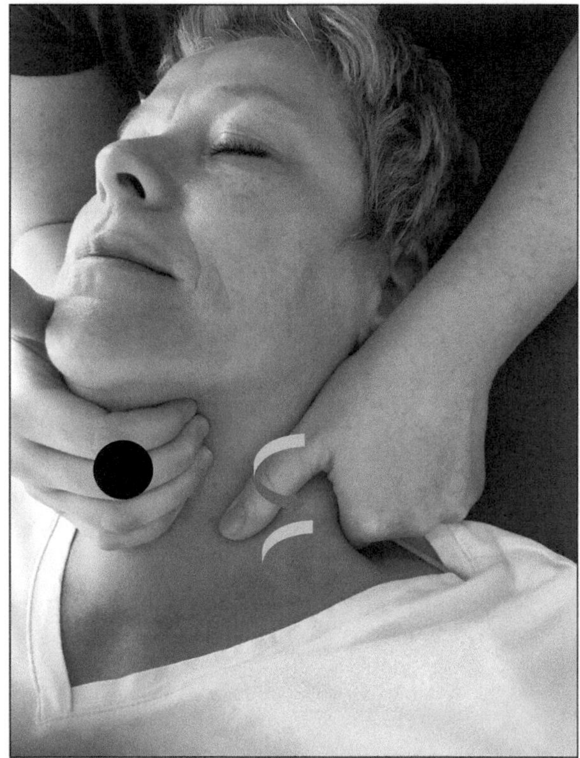

Abb. 3.29 Flächige Behandlung des Platysmas

Mundboden
(Siehe Abb. 3.28)

ASTE Patient: Rückenlage, der Kopf liegt zentriert.

Manueller Befund und Therapie: Der Behandler sitzt cranial vom Patienten. Die Fingerbeeren 3–5 legen sich einseitig caudal um die Mandibulakante und nehmen Kontakt zum Mundboden auf. Wenn die Spannung geringer wird, beginnt die Behandlung. Von ventral wird mit Druck auf die Medialseite der Mandibula bis zum Angulus mandibulae mobilisiert.

Platysma
(Siehe Abb. 3.29)
   ASTE Patient: Rückenlage, der Kopf liegt zentriert.
   Manueller Befund und Therapie: Der Daumenballen fixiert den M. sternocleidomastoideus, die andere Hand umfasst den Kehlkopf sanft und mobilisiert die davon lateral liegende Faszie.
   Diese Technik setzt sich nach caudal bis zur Clavicula fort, um mit dieser Technik Platz in der Scalenuslücke zu schaffen.
   Patienten mit Reizhusten und Schluckbeschwerden profitieren besonders von dieser Technik. Tritt während der Behandlung ein Reizhusten auf, soll der Patient schluckweise Wasser trinken, wenn möglich jedoch den Hustenreiz unterdrücken. Die Symptomatik bessert sich während der Behandlung.

Suboccipitale Faszien
(Siehe Abb. 3.30)
   ASTE Patient: Rückenlage, der Kopf liegt zentriert.
   Manueller Befund und Therapie: Die Fingerbeeren des Therapeuten ruhen cranial von C2. Es wird so lange gewartet, bis der Patient seinen Kopf entspannen kann. Durch diese Technik wird ein Release der gesamten dorsalen suboccipitalen myofaszialen Strukturen initiiert.

Oberer, unterer thorakaler Knoten und Sakraler Knoten
Der Bereich der zentralen Knoten kann und darf therapeutisch nicht getrennt werden, da sich sämtliche Strukturen wechselseitig in ihrer Statik und Dynamik beeinflussen. Störungen innerhalb dieser Knoten und deren Funktionsketten können eine Vielzahl von Symptomen hervorrufen. Vom oberen thorakalen

Abb. 3.30 Releasetechnik der suboccipitalen Faszien

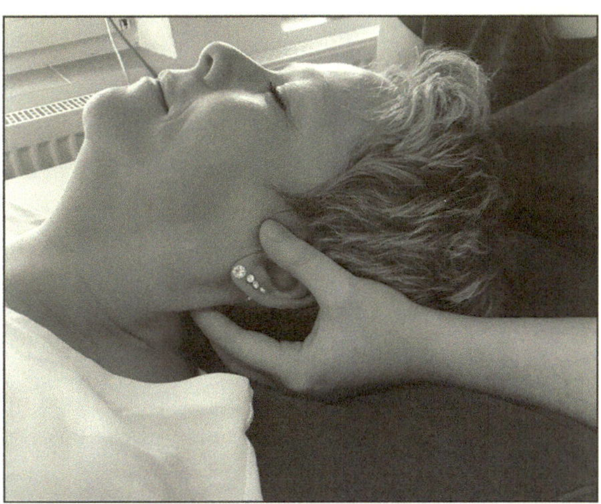

Knoten gehen sämtliche Schultersymptomatiken, Beschwerden im Nacken- und HWS-Bereich mit radikulären Fehlsteuerungen in Arme und Händen, thorakale Beklemmungen, Tendovaginitiden und Insertionstendopathien an den Armen, Fingergelenksarthralgien und funktionelle Herzbeschwerden aus.

Im unteren thorakalen Knoten entstehen bei Blockaden ebenfalls thorakale Beklemmungen, Reflux, aufgeblähtes Abdomen, Atembeschwerden und andere Verdauungsbeschwerden.

Finden sich im Sakralen Knoten Gelosen, kann das beispielsweise Ovarialzysten, Pelvic congestion syndrom, Lumboischialgien, chronische Blasenentzündungen, Knieschmerzen, Achillodynien und einen „Fersensporn" zur Folge haben.

Die Behandlung dieser zentralen Knoten wird wie folgt aufgeteilt:

- Zwerchfell
- obere und untere Thoraxapertur
- Psoas
- Flanke/Rippen
- Thoraco-lumbale Faszie/Dura mater
- Globale BWS- und Rippenmobilisation
- Cervico-thorakaler Übergang

Zwerchfell (gehört mit der Nierenfaszie und dem M. iliopsoas zum „Drilling")
Im unteren thorakalen Knoten liegt unter anderem das Diaphragma. Durch seinen Einfluss auf das myofasziale Organ nimmt es eine tragende Rolle bei der Behandlung ein. Faszial beeinflusst es sowohl die Halswirbelsäule, als auch die Schulter, die Lendenwirbelsäule und das Becken. Es trennt den Brust- vom Bauchraum und leistet bis zu 80 % der Atemarbeit. Durch seine Kuppelbildung kann es seine Kraft besser entfalten und überträgt diese auf die Rippenbewegungen. Für eine optimale Leistung des Zwerchfells sind ebenso eine günstige Position, Geschmeidigkeit und Elastizität wie eine blockadefreie Bewegung der Rippen notwendig. Zudem unterstützt das Diaphragma die Verdauungsorgane durch seine permanente Bewegung und der hämodynamische Antrieb zum venösen Rückstrom aus der unteren Extremität wird dadurch gewährleistet. Eine Hypertension dieser Struktur verursacht über den ventralen Zug häufig Schulter-Nacken-Symptomatiken. Durch die Synergie mit dem Beckenboden, der sich ebenfalls in einer horizontalen Lage im Körper befindet, wird dieser durch das Zwerchfell unterstützt. Bei ungünstiger Ergonomie können sich diese beiden Strukturen allerdings gegenseitig schwächen. Instabilitäten in der Becken- und Lendenregion können die Folge sein. Zwischen Crus mediale und Crus laterale verlaufen sympathische Nerven, die sensibel auf ein hypertones Zwerchfell reagieren. Außerdem kann der von Muskelfasern des Diaphragmas gebildete Hiatus oesophageus bei einem Zuviel an Spannung funktionelle Probleme am Sphinkter, des Mageneingang Refluxstörungen verursachen. Eine Irritation der parasympathischen Fasern ist die häufige Folge einer Bedrängung der Nn. vagi, wenn diese die Zwerchfellöffnung passieren. Auf Grund dessen leiden viele Patienten unter einer funktionellen Störung der abdominalen Organe. Es treten zudem noch arterielle, venöse und lymphatische Strukturen durch den Hiatus.

Fehlsteuerungen bedingen eine Homöostase, welche den Stoffwechsel wichtiger Strukturen oft erheblich beeinflusst. Aus einer Stauungsproblematik von z. B. vertebralen, venösen Plexen, können schnell aus einer stillen Bandscheibenproblematik massive radikuläre Symptome hervorgehen. Gelosen im Zwerchfell werden nicht nur durch Fehlhaltungen und Blockaden begünstigt, auch intensive Schreckmomente, die uns den „Atem stocken lassen" führen zu einer reflektorischen, heftigen Kontraktion, die zu einer dauerhaften Hypertension führt.

Fazit

Das Zwerchfell bildet eine funktionelle Schaltstelle zwischen dem Brust- und dem Bauchraum. Eine Störung hat vielfältige Auswirkungen auf HWS, Schulter, LWS, Becken und über die Verankerung an den Rippen ebenso auf die BWS. Das Diaphragma leistet 80 % der Atemarbeit und unterstützt den venösen Rückstrom aus den Beinen. Interessant dürfte des Weiteren sein, dass ein tiefer Atemzug sechs- bis zehnmal mehr Luft aufnehmen kann als ein flacher, dass unser Gehirn 80 % des Sauerstoffs verbraucht und dass 70 % aller Abfallprodukte des Körpers über den Atem ausgeschieden werden. ◀

(Siehe Abb. 3.31)
ASTE Patient: Rückenlage mit Knierolle.
Manueller Befund und Therapie: Vorzugsweise wird in meinen Praxen die Zwerchfellmobilisation mit einem dünnen Tuch vorgenommen, um die Fingerbeeren etwas abzupolstern. Der Patient empfindet diese Technik sonst als „bohrend" und stoppt die Atmung.
Der Therapeut steht auf der zu behandelnden Seite. Die ulnare Handkante oder die Fingerbeeren gleiten mit Hautvorschub am Rippenrand entlang unter die

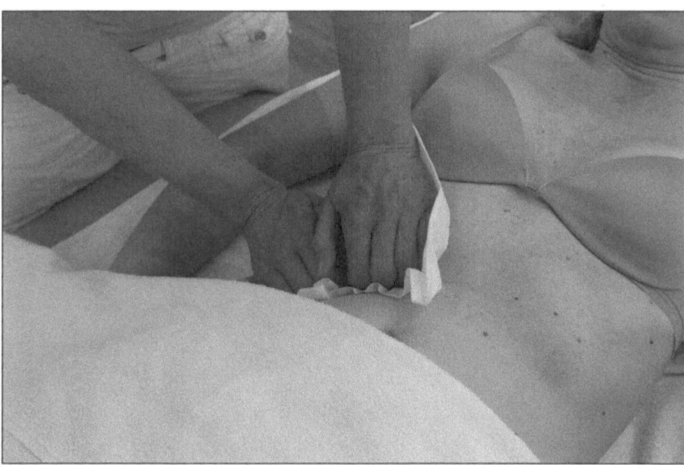

Abb. 3.31 Ein Tuch dämpft den Druck der Führungshand, die andere schiebt die Rippen darüber

Rippen in dorsaler lateraler, und cranialer Richtung. Die andere Hand schiebt die Rippen über die Behandlungshand. Der oberflächliche Gewebetonus muss erst nachlassen, um allmählich in die Tiefe zu gelangen. Es empfiehlt sich mit jeder Ausatmung tiefer zu gehen und bei Gegenspannung kurz abzuwarten. Idealerweise verschwinden die Finger des Therapeuten bis zu den PIP's unter den Rippen, dann gilt das Zwerchfell als gelöst. Allerdings fällt vielen Patienten das Entspannen in diesem Bereich sehr schwer. Ein entschlossener, sicherer Griff, ist erfahrungsgemäß hilfreicher als zaghaftes Berühren. Dieser Griff wird ca. 7 Atemzüge lang gehalten und dann ebenfalls langsam mit der Atmung wieder gelöst.

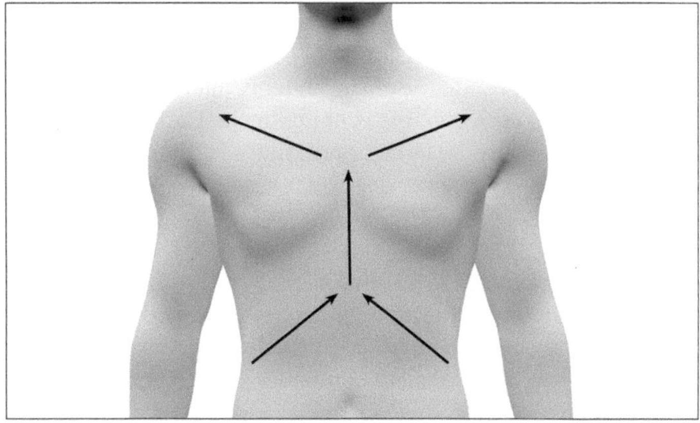

Abb. 3.32 „X-förmige Mobilisation" der oberen und unteren Thoraxapertur, die Pfeile zeigen die häufigste Behandlungsrichtung

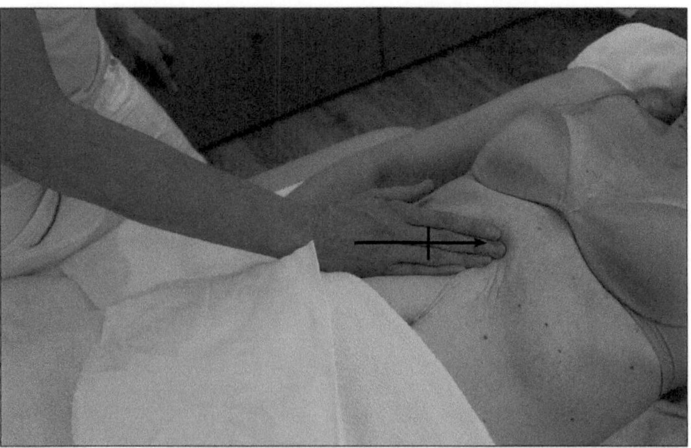

Abb. 3.33 Am Zwerchfell angefangen… (Manipulation sinnvoll)

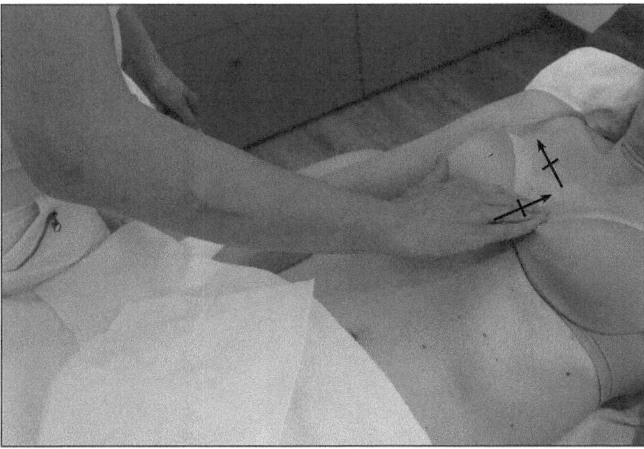

Abb. 3.34 …setzt sich die Mobilisation nach cranial am Sternum fort, bis zum M. pectoralis minor (Manipulation sinnvoll)

Obere und untere Thoraxapertur

Für die Aufrichtung von kyphotischen Patienten, also ca. 90 %, ist diese Technik sehr hilfreich. Werden die faszialen Strukturen vom Zwerchfell aus über das Sternum, parallel zur Clavicula bis zum M. pectoralis minor nach cranial mobilisiert, fühlt sich der Patient sofort im Anschluss aufrechter und in seiner Atmung freier (Abb. 3.32, 3.33 und 3.34).

ASTE Patient: Rückenlage.

Manueller Befund und Therapie: Die manuelle Untersuchung beginnt am äußeren unteren Rippenbogen und erfolgt entlang von diesem bis zum processus xyphoideus. Dabei erfasst man die Faszien des Sternums über den M. pectoralis major bis zum M. pectoralis minor. Die Untersuchung und Therapie erfolgt immer bilateral.

Flanke (Quadratus lumborum)/Rippen

Steht ein Ilium nach anterior gerichtet, aktiviert sich folgende Funktionskette:

- Faszie im Bereich des M. quadratus lumborum (Flanke)
- intercostale Faszien
- M. psoas
- Zwerchfell auf der gleichen Seite.

Im Befund zeigt sich auf dieser Seite ein kurzes Taillendreieck, welches folgendermaßen behandelt wird (Abb. 3.35).

ASTE Patient: Seitlage, die betroffene Seite liegt oben. Das untere Bein ist flektiert, das obere gestreckt. Der Kopf liegt auf einem Kissen, der obere Arm liegt über dem Kopf. Die oben liegenden Rippen stehen somit in Inspirationsstellung, die unten liegenden sind fixiert. Die Faszie im Bereich des Quadratus lumborum ist so in einer Traktionsstellung vorpositioniert (Abb. 3.36).

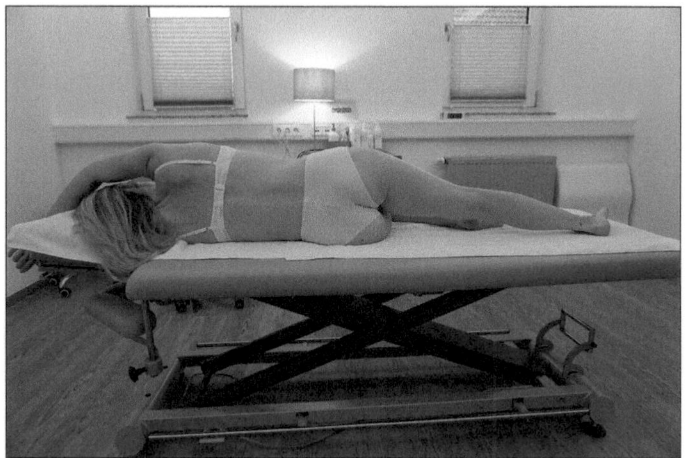

Abb. 3.35 Vorpositionierung des Patienten in Seitlage

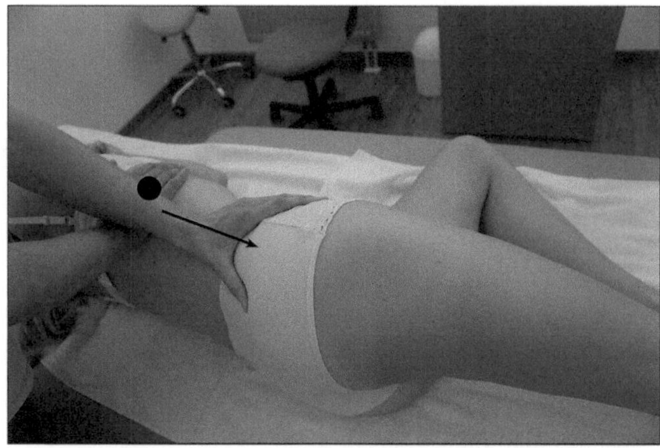

Abb. 3.36 Fixierung der Rippen, Mobilisation der Faszie im Verlauf des M. quadratus lumborum bis zu den Faszien im Glutealbereich, caudal der Crista iliaca

Manueller Befund und Therapie: Während die eine Hand des Therapeuten die Rippen in Inspirationsstellung fixiert, mobilisiert die andere Hand überkreuzend die Faszie des M. quadratus lumborum flächig mit der Schiebetechnik, alternativ mit Klimmi (Abb. 3.37).

Mit der nächsten Technik mobilisiert der Therapeut parallel folgendes:

- Rippen unspezifisch
- Glenohumeralgelenk
- scapulo-thorakales Gleitlager
- Zwerchfell

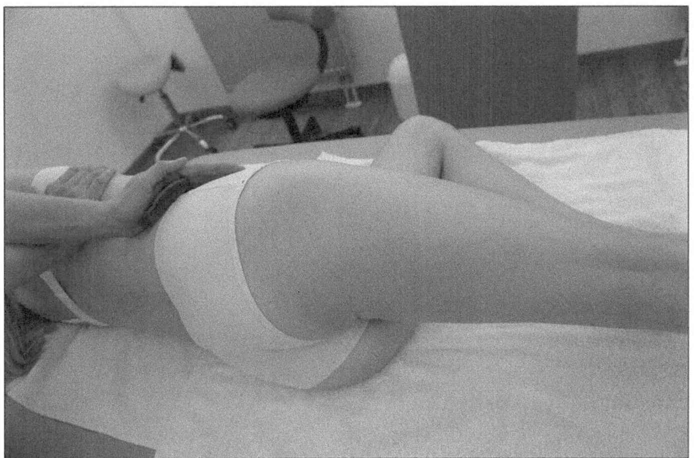

Abb. 3.37 Schiebetechnik Quadratus lumborum mit Klimmi

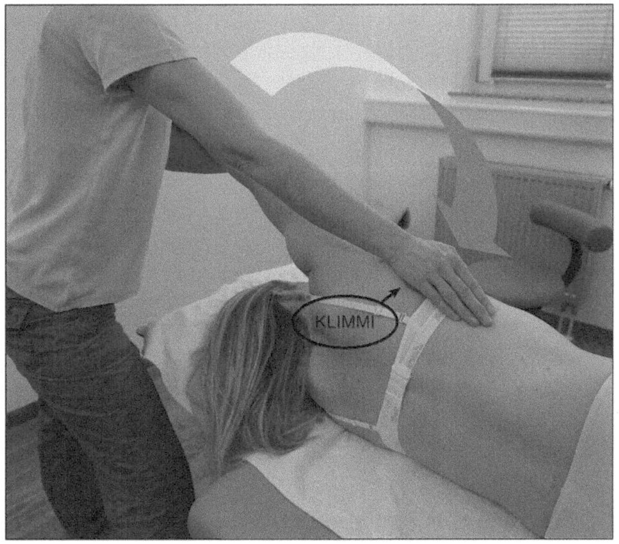

Abb. 3.38 Endposition der Mobilisationstechnik in Seitlage

Diese Mobilisation erwies sich in der Praxis als besonders wertvoll, weil sich damit zum Beispiel hartnäckige, endgradige Einschränkungen in der Elevation der Schulter schnell verbessern. Auch rezidivierende Rippenblockaden sind damit effektiv behandelbar (Abb. 3.38).

ASTE Patient: Seitlage wie oben, die betroffene Seite liegt oben. Das untere Bein ist flektiert, das obere gestreckt. Der Arm des Patienten ruht entspannt auf dem Arm des Therapeuten.

Manueller Befund und Therapie: Der obere Arm des Pat. wird passiv in Elevation gebracht. Synchron mobilisiert der Therapeut mit dem Schiebegriff die Rippen, am unteren Rand beginnend, nach cranial jede Rippe einzeln. Die Bewegung erinnert an eine Funktionsmassage:

Während der Arm in Elevation nach cranial bewegt wird, erfolgt die Mobilisation der jeweiligen Rippe nach caudal. Fällt es dem Patienten schwer dabei den Arm locker zu lassen, kann er ihn aktiv mitbewegen. Federt eine Rippe kaum oder gar nicht, wird auf dieser Höhe die Mobilisation wiederholt. In der Achselhöhle verläuft die zweite und dritte Rippe. Dort finden sich häufig Blockaden, die den Schultergürtel und die Halswirbelsäule beeinträchtigen.

Dieser Bereich ist äußerst schmerzempfindlich, sodass ein flächiger Griff und behutsames Vorgehen unerlässlich sind. Unter Berücksichtigung des Atemrhythmus gewinnt diese Technik an Effizienz.

Iliopsoas (gehört mit der Nierenfaszie und dem Zwerchfell zum „Drilling")
Vor allem dauerhaftes Sitzen provoziert eine Hypertension im Bereich des M. iliopsoas. Dieser Muskel mit seinen dazugehörigen Faszien ist an nahezu allen Beschwerden der Brust- und Lendenwirbelsäule beteiligt. Durch seinen Zug im Stand in die LWS-Lordose und die Flexion im Hüftgelenk provoziert er nicht nur Instabilitäten im LWS-Bereich, sondern hemmt auch, bei Hypertension, den funktionellen Bewegungsablauf beim Gehen. Die finale Standbeinphase wird verkürzt und somit die dorsale Funktionskette reduziert eingesetzt. Das Ungleichgewicht in der Belastung zwischen ventralen und der dorsalen Funktionsketten der Beine erzeugt lokale Überlastungssyndrome wie z. B. ein Läuferknie oder Achillodynien. Außerdem gefährdet ein Hypertonus im Iliopsoasbereich die Aufrichtung und somit den Lotdurchgang im Stehen und beim Gehen. Deshalb ist es ratsam, erst die Aufrichtung des Patienten zu gewährleisten, bevor beispielsweise die Schulter mobilisiert wird. Reine Extension im Glenohumeralgelenk ist nur bis maximal 120 Grad

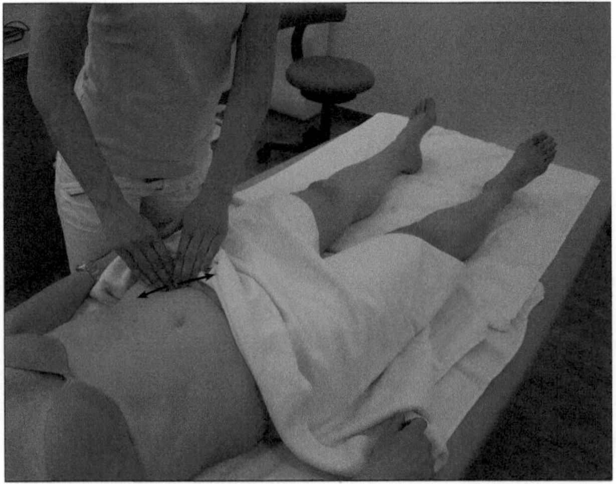

Abb. 3.39 Behandlung des Iliopsoas

möglich. Für endgradige Bewegungen der Schulter sorgen eine funktionierende Extension im cervicothorakalen Übergang und der Brustwirbelsäule (Abb. 3.39).

ASTE Patient: Rückenlage, mit Knierolle unterlagert

Manueller Befund und Therapie: An der Crista iliaca vorbei gleiten die Therapeutenfinger flächig in die Tiefe unter Berücksichtigung der oberflächlichen Spannung. Die caudale Hand fixiert das Gewebe, die craniale Hand mobilisiert nach cranial/lateral. Um die gesamte Funktionseinheit des M. iliopsoas zu berücksichtigen, wird später die Behandlung der Nierenfaszie gezeigt. Auch das Zwerchfell wird dabei mobilisiert.

▶   Der M. Iliopsoas, die Nierenfaszie und das Zwerchfell bilden eine Funktionseinheit. Wird ein Element behandelt, müssen die anderen beiden Einheiten unbedingt mitbehandelt werden. In der Dokumentation nennen wir es den „Drilling", damit kein Element übersehen wird.

Dura mater

Die durale Flexibilität und Zugübertragung sind entscheidende Faktoren für die Funktionalität unserer Wirbelsäule, der Rippen und des Beckens. Anatomische Verbindungen der Dura mater mit knöchernen und ligamentären Strukturen der Wirbelsäule finden sich unter anderem im Bereich des Occiputs, des Foramen magnus und dem myofaszialen Strukturen um L2.

In der Praxis fällt auf, dass sich gehäuft Störungen genau an diesen Stellen finden. Speziell die Flexion der Halswirbelsäule löst oftmals Schmerzen hoch cervical aus, welche bis zur oberen LWS ausstrahlen können. Daraus lässt sich folgern, dass die erforderliche Flexibilität der Dura mater eingeschränkt ist.

Die Wirkung der nachfolgend beschriebenen Techniken resultiert vermutlich ausschließlich über neurologische Reflexbögen. Sie haben sich zur Spannungsreduktion des gesamten Myofaszialen Organs von der HWS bis zum Becken im Alltag bewährt (Abb. 3.40).

ASTE Patient: Sitz, beide Füße fest auf dem Boden stehend.

Therapie: Der Patient wird aufgefordert sich vom Kopf beginnend nach vorne langsam einzurollen. Synchron dazu mobilisiert der Therapeut mit beiden Ellbogen paravertebral am cervicothorakalen-Übergang beginnend, bis zur Crista iliaca. Der Druck der Ellbogen bleibt kontinuierlich gleich und befindet sich immer auf Höhe der größten Flexion der Wirbelsäule.

BWS und Rippen

Blockaden in diesem Bereich zeigen große Auswirkungen auf das Vegetativum. Das liegt am Verlauf des sympathischen Grenzstranges, welcher an den Rippenköpfchen entlang verläuft. Der Sympathikus bewirkt eine Leistungssteigerung des Organismus, erhöht also unter anderem den Blutdruck und die Herzfrequenz. In Ruhe muss eine Regulation stattfinden. Sinkt die sympathische Aktivität, erhöht sich die des Parasympathikus. Ich habe den Eindruck, dass chronische Blockaden an den Rippen-Wirbel-Gelenken eine permanente Erregung des Sympathikus verursachen und somit zu Unruhezuständen, Verdauungs- und Blasenstörungen führen können.

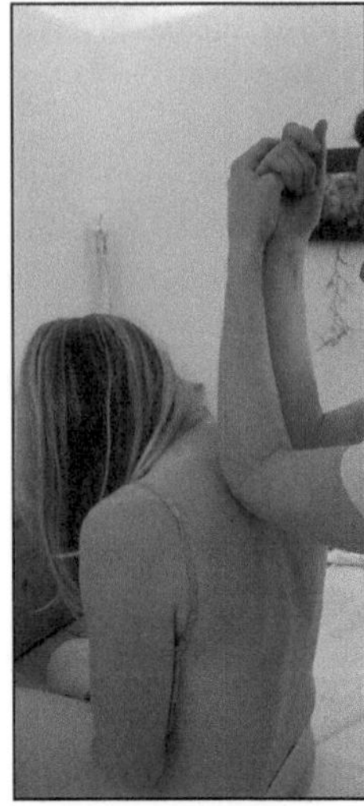 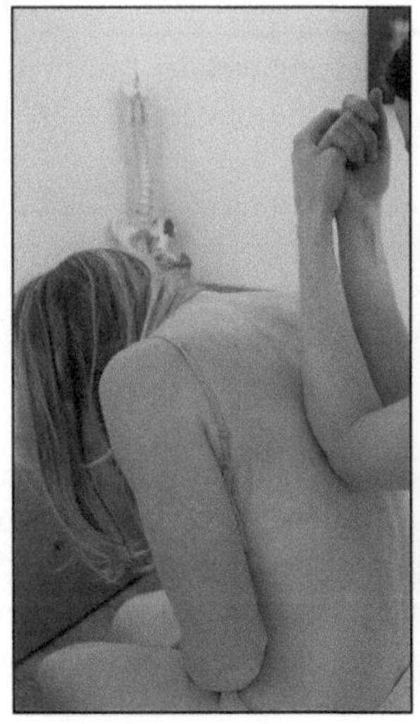 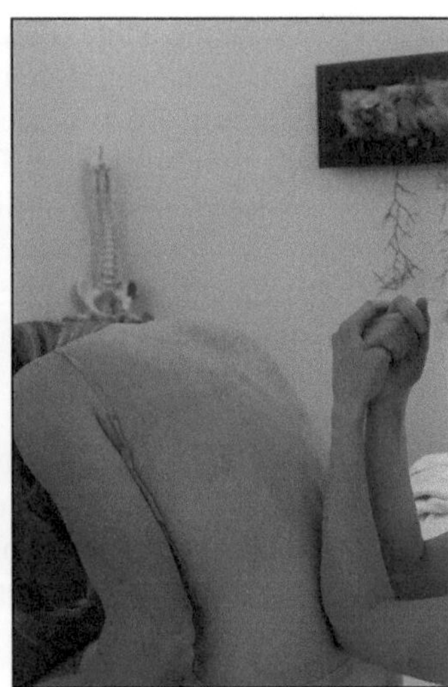

Abb. 3.40   *Links*, *Mitte* und *rechts*: Mobilisation der Dura mater

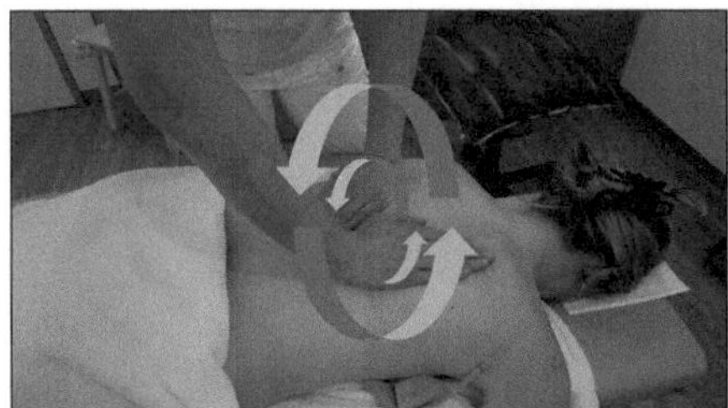 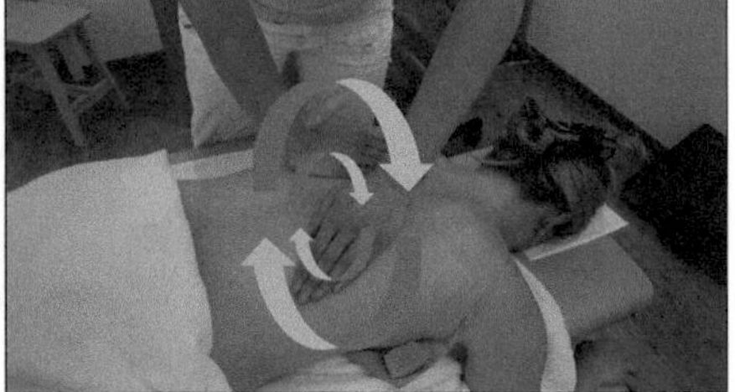

Abb. 3.41   „Verwringtechnik" zur unspezifischen Mobilisation der Brustwirbelsäule und Rippen

ASTE Patient: Bauchlage.

Manuelle Untersuchung und Therapie (Abb. 3.41): Beide Handballen liegen überkreuzt auf den Rippenköpfchen. Sowohl die Hände als auch die Unterarme bewegen sich in einer Art Rotation. Mit der Expiration wird ein gleichmäßiger in die Tiefe gehender Druck aufgebaut, der während der Inspiration gehalten wird. Nach 3 bis 4 Atemzügen erfolgt ein Seitenwechsel.

Cervico-thorakaler Übergang (CTÜ)

In der Praxis hat sich gezeigt, dass die passive Aufrichtung im cervico-thorakalen Übergang bei mehr als 90 % der Patienten erforderlich ist. Der Kopf kann das Lot nur passieren, wenn der cervico-thorakale Übergang genügend Flexibilität in die Extension aufweist (Abb. 3.42).

ASTE Patient: Bauchlage, Arme seitlich, gerne auch herabhängend, damit die Scapulae nach lateral ausweichen können, um Zugang zu den Querfortsätzen von C7 bis Th3 zu schaffen.

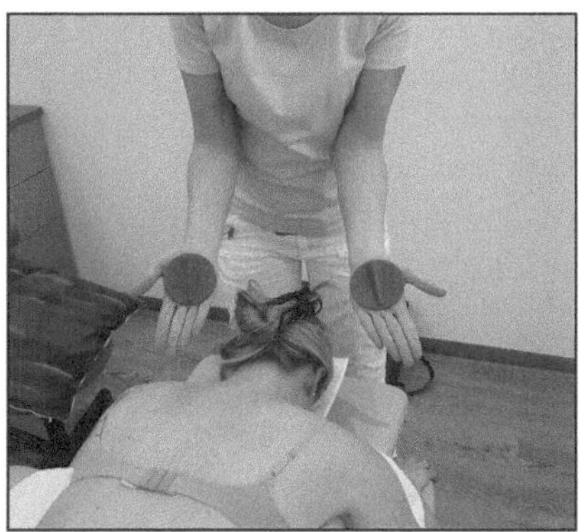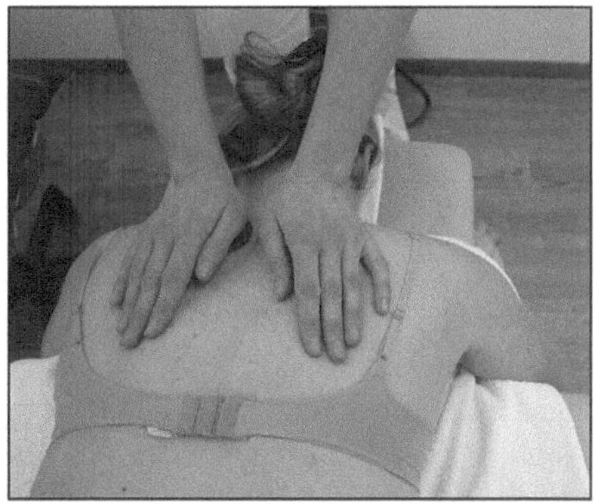

Abb. 3.42 Mobilisation des cervicothoraklen Übergangs in Extension mit Hilfe der Klimmis

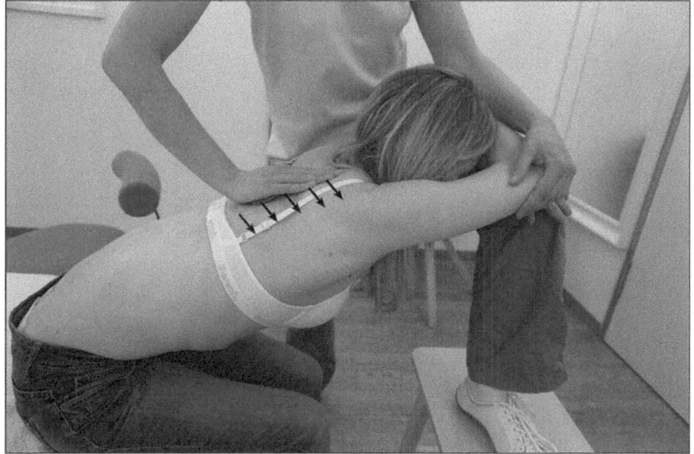

Abb. 3.43 Alternative Technik zur Mobilisation von Rippen und Brustwirbelsäule

Manueller Befund und Therapie: Zunächst wird die Flexibilität der Wirbel C7 bis Th3 in die Extensionsrichtung getestet. Die Nase des Klimmis wird jeweils auf die Querfortsätze des getesteten Wirbels aufgesetzt und Druck nach ventral ausgeübt. Das Federn und die Qualität des Stopps im Vergleich zu den anderen Wirbeln geben Aufschluss über den Behandlungsbedarf. Anschließend testet man die Verschiebbarkeit des Gewebes in diesem Bereich. Erfahrungsgemäß ist die Einschränkung Richtung caudal häufiger. Die Therapie erfolgt entsprechend.

Alternative Technik zur Mobilisierung des cervico-thorakalen Übergangs, der Rippen und der BWS (Abb. 3.43)

ASTE Patient: Sitzend auf der Behandlungsbank oder auf einen Hocker, beide Beine fest am Boden stehend. Die übereinander platzierten Unterarme, werden auf dem Oberschenkel des Therapeuten abgelegt. Die Stirn liegt entspannt auf den Unterarmen.

Manueller Befund und Therapie: Der Therapeut stellt sein Bein auf einen Hocker und fixiert die Unterarme des Patienten mit einer Hand. Die andere positioniert sich flächig auf die Mitte der Brustwirbelsäule, etwa dort, wo sich der Scheitelpunkt der Kyphose befindet. Durch eine Distanzierung des Oberschenkels des Therapeuten vom Patienten, wird die Intensität der Extension der gesamten Wirbelsäule bestimmt. Während der Extensionsbewegung übt der Therapeut sanften Druck auf die Brustwirbelsäule in ventraler Richtung aus. Diese Art der Mobilisation gleicht einer Wiegebewegung. Der Vorteil dieser Technik liegt in der freischwebenden Position der Rippen. Die Bewegung wird, im Gegensatz zur Bauchlage, nicht durch ein Widerlager gebremst, sondern kann ungehindert durchgeführt werden. Die Technik ist zudem kraftsparend, weil die Schwerkraft der Wirbelsäule des Patienten genutzt wird.

Als nächsten Schritt erfolgt in derselben Position unilateral die Mobilisation der Wirbelrotation. Die Klimminase liegt auf einen Querfortsatz und wird mit der o. g. Wiegebewegung nach ventral mobilisiert. Durch die unilaterale Mobilisation forciert sich die Rotation in diesem Segment. Von C7 bis Th12 kann diese Technik problemlos durchgeführt werden.

Der Fuß-, Knie- und Sakralknoten

Der Sakralknoten wurde zwar bereits im vorigen Abschnitt in Zusammenhang mit den angrenzenden cranialen Knoten behandelt. Wegen seines starken Bezugs zum Fuß- und Knieknoten, muss er aber auch hier Berücksichtigung finden. Durch die in Abschn. 2.3 beschriebenen Schnelltests, lässt sich die besonders von Blockaden betroffene Beinkette schnell identifizieren. Während das abgewandelte Derbolowsky-Zeichen zeigt, welcher Knoten dominant ist, geben der Beinkettentest und der Zehentest Aufschluss darüber, welche Funktionskette an den Beinen bevorzugt behandelt werden muss. Die Behandlung von Fuß-, Knie- und Sakralknoten teilt sich auf wie folgt:

- dorsale Beinkette
  - Plantarfaszie
  - Deblockieren Talus
  - Mediales Gleitlager Achillessehne
  - Dorsaler Unterschenkel
  - Dorsaler Oberschenkel
  - Gluteale Faszien
  - Thorakolumbale Faszie und Beckenkorrektur

- ventrale Beinkette
  - Retinaculi (musculorum extensorum superius und inferius)
  - Deblockieren Talus
  - Tibialis anterior
  - Membrana interossea
  - Tibiakante
  - Nierenfaszie

- laterale Beinkette
  - Retinaculi
  - Deblockieren Talus
  - Tensor faszie lata (TFL)

- mediale Beinkette
  - Retinaculi
  - Deblockieren Talus
  - Pes anserinus und Adduktorenkanal
  - Deblockieren Symphyse

Dorsale Beinkette

Plantarfaszie

Wie im Abschn. 1.1 beschrieben, ist die Plantarfaszie durch die Gewölbe-konstruktion des Fußes in der Lage, Energie zu speichern, um sie in der initialen Abstoßphase wieder freizusetzen. Ein abgeflachtes oder völlig fehlendes Gewölbe hat eine dauerhafte Hypertension und somit eine Insuffizienz der Plantarsehne zur Folge. Die Abstoßphase wird ineffizient und es bilden sich Gelosen an dieser faszialen Struktur. Die resultierenden Beschwerden sind als „Fersensporn" bestens bekannt. Dieser ist nichts anderes, als eine Insertionstendopathie bei fortdauernder Hypertension der Plantarfaszie. Auch umgekehrt funktioniert diese destruktive Kette. So provoziert unpassendes Schuhwerk in sämtlichen faszialen Strukturen des Fußes Gelosen, welche sekundär die Plantarfaszie affizieren. Diese kann dann infolgedessen die Gewölbespannung im Längsgewölbe nicht mehr aufrecht-erhalten.

In der KLINEA-Behandlung wird bei affizierten Fußknoten immer die komplette Kette, vom Fußknoten nach cranial bis zum Sakralknoten, in die Therapie mit ein-bezogen (Abb. 3.44).

ASTE Patient: Rückenlage, Knierolle.

Manuelle Untersuchung und Therapie: Der Therapeut fixiert den Fuß am Ballen in einer Dorsalextension, die Zehen bleiben frei. Der Klimmi wird quer zum Fuß aufgesetzt, um die Plantarfaszie möglichst flächig zu behandeln.

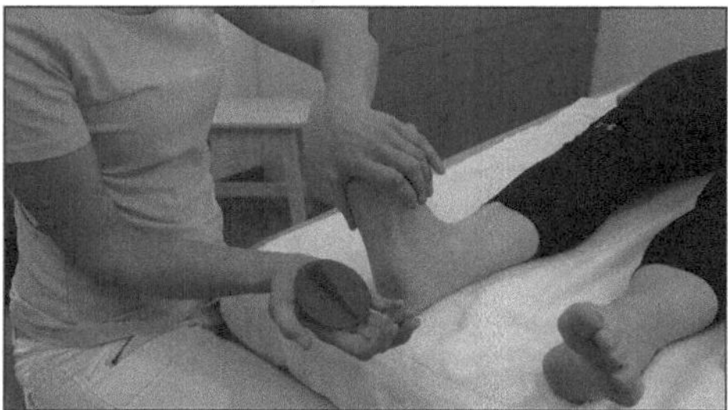
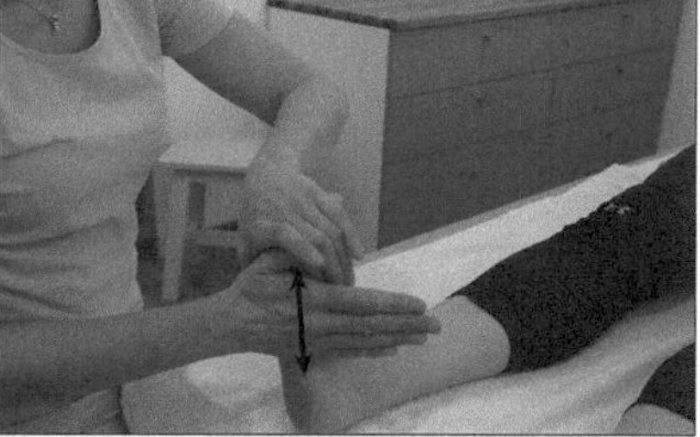

Abb. 3.44 *Links*: Vorpositionierung des Fußes; *rechts*: Behandlung der Plantarfaszie mit dem Klimmi

▶ **Wichtig**

Die meisten Patienten reagieren äußerst schmerzempfindlich im Bereich des Fußes. Der Druck muss also behutsam dosiert werden.

Morgendlicher Anlaufschmerz an der Ferse wird in den meisten Fällen durch eine Beckenfehlstellung und nicht durch Strukturen am Fuß verursacht.

Deblockieren Talus

Um den Talus zu deblockieren gibt es zwei Varianten, die unter Abschn. 2.3. Schnelltests/2.Testung der Beinketten beschrieben sind. Voraussetzung für einen aussagekräftigen Beinkettentest ist ein blockadefreier Talus. Die beiden Varianten der Deblockierung werden ebenfalls in Abschn. 2.3 gezeigt.

Mediales Gleitlager

Das mediale Gleitlager der Achillessehne weist häufig ödematöse Einlagerungen und Einschränkungen in der Verschiebbarkeit auf. Neben Achillodynien können auch Reizungen des N. suralis die Folge sein. Der N. suralis verläuft am dorsalen lateralen Rand des Malleolus lateralis bis hin zur Lateralseite des Fußrückens. Neben Gelosen im medialen Gleitlager können ein direktes Trauma, unpassendes Schuhwerk oder eine Neuritis (ausgelöst durch z. B. Diabethes mellitus) zu einer Beeinträchtigung des Nervs führen. Symptome wie ein Brennen der Lateralseite des Fußes und Sensibilitätsstörungen der 4. und 5. Zehe gehen mit dieser Irritation einher (Differenzialdiagnose L5/S1!). Außerdem muss bei allen Fehlstellungen des Calcaneus das mediale Gleitlager mitbehandelt werden (Abb. 3.45).

ASTE Patient: Rückenlage, Knierolle.

Manuelle Untersuchung und Therapie: Die Ferse wird im Lumbrikalgriff fixieren und etwas angehoben, um Platz für die Therapie zu schaffen. Die Führungshand testet die Verschiebbarkeit medial der Achillessehne und palpiert ödematöse Einlagerungen im Gleitlager. Der Fuß liegt in Neutralstellung. Die

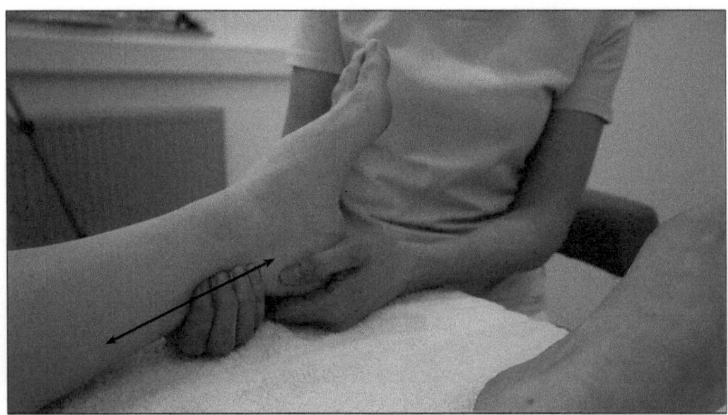

Abb. 3.45   Mobilisation mediales Gleitlager

eingeschränkte Bewegungsrichtung wird mit der Klimminase punktuell nahezu ohne Druck mobilisiert.

Dorsaler Unterschenkel
(Siehe Abb. 3.46)

ASTE Patient: Rückenlage, Knierolle.

Manuelle Untersuchung und Therapie: Die Ferse wird wiederum im Lumbrikalgriff fixiert und etwas angehoben. Zu testen ist hier die Verschieblichkeit vom cranialen Ende der Achillessehne bis zur Kniekehle in einer lateralen, einer zentralen und einer medialen Bahn. Mit der flachen Seite des Klimmis wird der betroffene Bereich in die entsprechende Richtung mobilisiert. Der Druck des Eigengewichtes vom Bein ist für die Behandlung ausreichend (Abb. 3.47).

Dorsaler Oberschenkel
Neben der klassischen Behandlung in Bauchlage ist es auch möglich die Dorsalseite des Oberschenkels durch Vorspannung über das Hüftgelenk effektiver zu therapieren. Bei rezidivierenden Beckenblockaden muss dieses Areal mitbehandelt

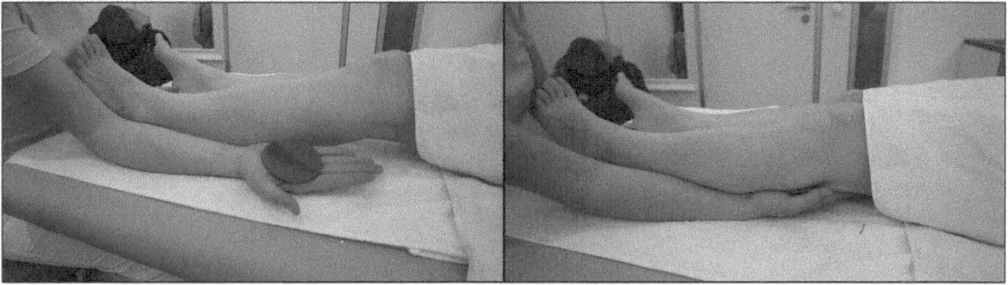

Abb. 3.46 Behandlung von Gelosen im dorsalen Unterschenkel mit Klimmi

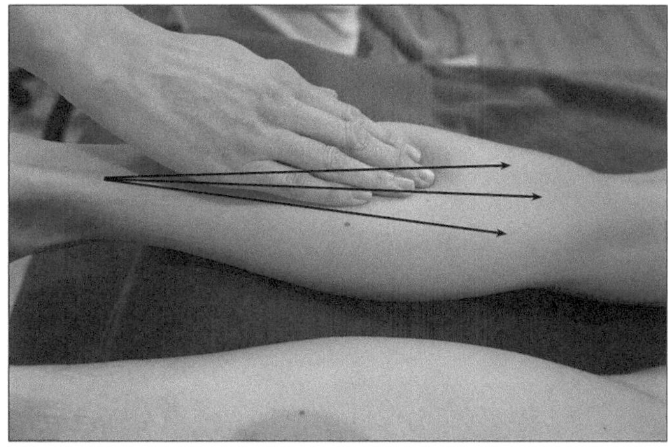

Abb. 3.47 Einteilung der Behandlung des dorsalen Unterschenkels in drei Bahnen

werden. Auch Myogelosen im Verlauf des N. ischiadicus werden bei dieser Technik gelöst (Abb. 3.48).

ASTE Patient: Rückenlage, das Bein liegt auf der Therapeutenschulter.

Manuelle Untersuchung und Therapie: Zwischen der ischiocruralen Muskulatur wird die Verschiebbarkeit des Gewebes nach cranial und caudal getestet. Die entsprechende Richtung mobilisieren wir mit der Klimminase (punktuell).

Gluteale Faszien
(Siehe Abb. 3.49)

Variante I
ASTE Patient: Rückenlage, Bein liegt auf Schulter des Therapeuten oder wird vom Patienten selbst im rechten Winkel gehalten.

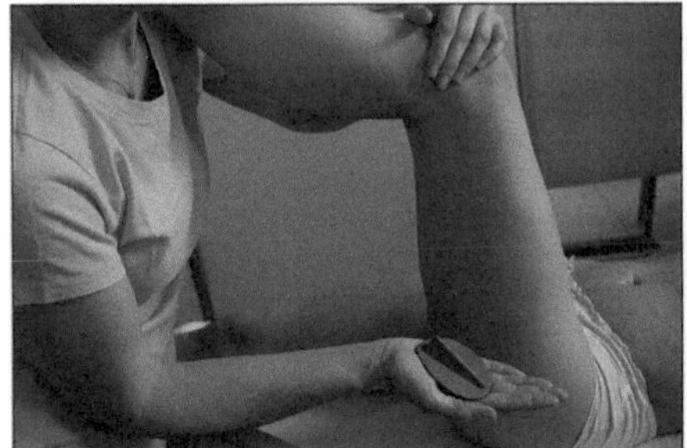
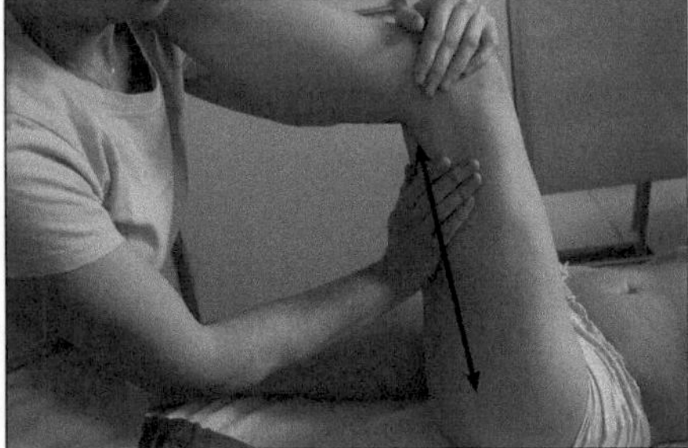

Abb. 3.48 Behandlung der Dorsalseite des Oberschenkels in den Logen der ischiocruralen Muskulatur mit Klimmi

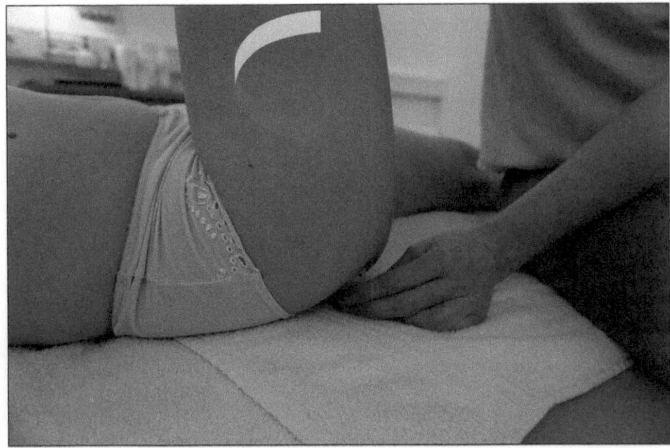

Abb. 3.49 Inhibieren von glutealen Faszien mittels eines Korkens

Manuelle Untersuchung und Therapie: Durch eine passive Adduktion im Hüftgelenk und die damit verbundene Rotation der unteren Lendenwirbelsäule kann der Therapeut erst die glutealen Faszien palpieren, um anschließend den Klimmi auf Höhe der Gelosen platzieren zu können. Durch kreisende Hüftbewegungen (der Patient darf mithelfen) wird der Druck auf den Klimmi verstärkt. Bei Gelosen in tieferen Schichten kann statt eines Klimmis zum Beispiel ein aufgestellter Korken oder Tennisball verwendet werden.

Variante II
(Siehe Abb. 3.50)

ASTE Patient: Seitlage, zu behandelndes Bein liegt in Flexion mit einem Kissen unter dem Knie gestützt oben.

Manueller Befund und Therapie: Vom Tuber ischiadicum ausgehend, wird das Gewebe sternförmig in Richtung Trochanter major und weiter nach cranial auf seine Verschiebbarkeit getestet und je nach Bedarf punktförmig mit der Klimminase oder flächig mit der Klimmikante mobilisiert.

Thorakolumbalfaszie und Beckenkorrektur
Die Thorakolumbalfaszie ist die größte Faszie im Körper. Sie entspringt am caudalen dorsalen Rippenrand und setzt an der Crista iliaca an. Die Thorakolumbalfaszie reagiert auf den Kontakt mit Stresshormonen mit einer Kontraktion, wie Dr. Robert Schleip zeigen konnte. Dieser Versuch wurde als der erste wissenschaftliche Beweis der direkten Wirkung von Stress auf das Myofasziale Organ und damit von Stress als Auslöser von myofaszialen Schmerzen ausgesprochen bekannt (Abb. 3.51).

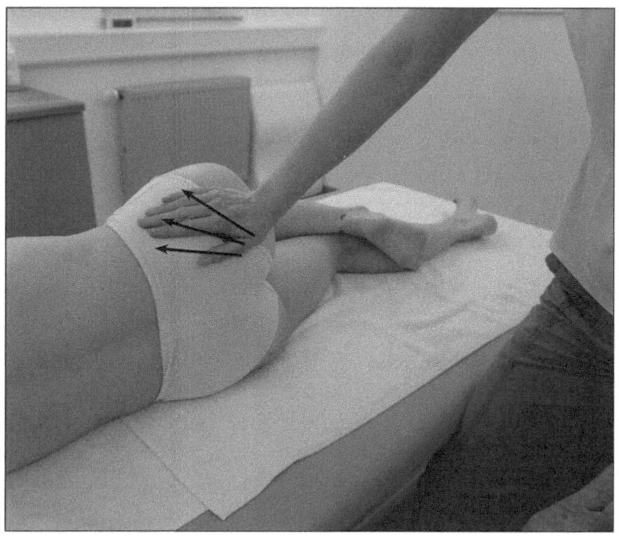

Abb. 3.50 Variante II der Behandlung von glutealen Faszien

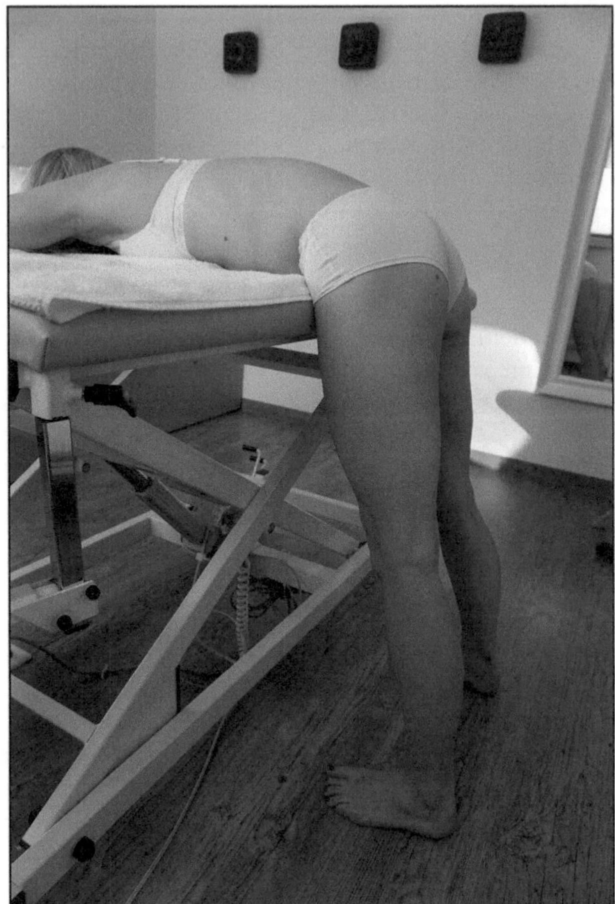

Abb. 3.51 Abgelegter Stand

ASTE Patient: Die Positionierung in einer Vorspannung erleichtert die Behandlung erheblich. Viele Patienten könnten zwar für kurze Zeit auf dem Bauch liegen, das Aufstehen jedoch bereitet oftmals Schmerzen. Eine Alternative bietet der abgelegte Stand, den mittlerweile sämtliche Therapeuten meines Teams der Bauchlage vorziehen. Dazu wird die Behandlungsliege bis zur Symphyse des Patienten hochgefahren. Bei einem übermäßigen Zug auf die Ischiocrurale Muskulatur dürfen die Beine gegrätscht werden. Der Oberkörper liegt nun bequem, evtl. mit einem Kissen unterlagert, quer über der Liege (Abb. 3.52).

Manuelle Untersuchung und Therapie: Die gesamte Thorakolumbalfaszie wird nach Gelosen abgetastet und ein Verschiebbarkeitstest nach caudal/cranial durchgeführt.

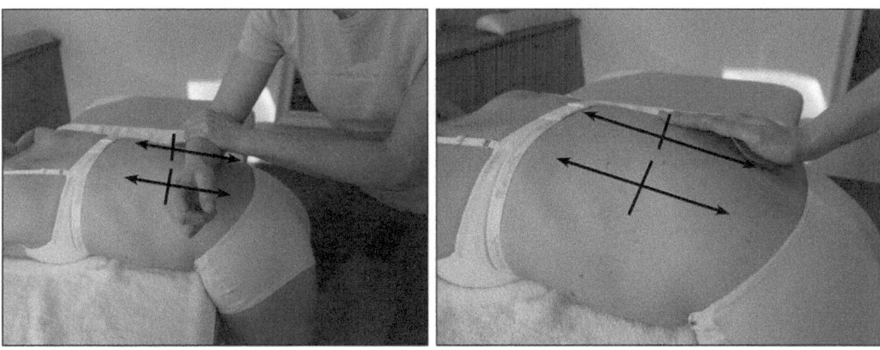

Abb. 3.52 *Links*: Mobilisation Thorakolumbalfaszie mit der Ulnarkante; *rechts*: Alternativ mit dem Klimmi (Manipulation sinnvoll)

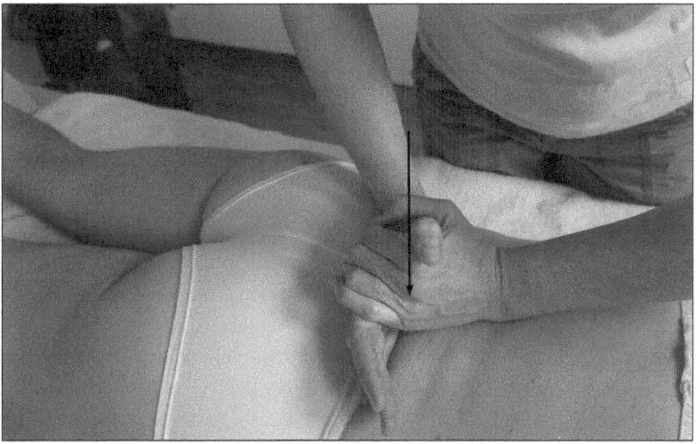

Abb. 3.53 Safetytest L5

Die Mobilisation erfolgt erst entweder mit der Ulnarkante oder mit dem Klimmi flächig, dann punktuell mit der Nase des Klimmis. Dabei wird die komplette Breite der Thorakolumbalfaszie bis über den Rand der Crista iliaca behandelt, da einzelne Fasern bis zum Glutealbereich reichen.

Beckenkorrektur
Ergänzende Tests zur Beckenmobilisation:

- Safetytest LWS (Abb. 3.53)
- Ischiocruraltest

▶ **Safetytest LWS**

Bevor eine Mobilisation des Sacrums oder des Iliums vorgenommen wird, muss sichergestellt werden, dass die LWS extendieren kann. Bei einer Steilstellung mit geringer Flexibilität besteht die Gefahr, dass vor allem bei einer Sacrummobilisation in Nutation, durch straffe Bandverbindungen zu L5, der fünfte Lendenwirbel nach ventral abgleitet. Eine Mobilisation von Th10 bis L3 in Extension ist vor einer Beckenkorrektur dringend zu empfehlen

Wurde bereits eine Spondylolisthesis diagnostiziert, ist die Mobilisation des Sacrums in Nutation kontraindiziert, eine Mobilisation des thoracolumbalen Übergangs bis maximal L3 ist dann die Therapie der Wahl.

Ischiocruraltest
(Siehe Abb. 3.54)

Fazit

Während der abgewandelte Derbolowsky-Test zeigt, *ob* das Becken eine Funktionsstörung aufweist, zeigt der Ischiocruraltest *wo* sich die Blockade befindet und in *welche Richtung reguliert* werden muss. ◄

ASTE Patient: Bauchlage, Testbein 45° flektiert.

Test: Der Therapeut gibt am Calcaneus Druck gegen die Knieflexion bis er das Kraftniveau des Patienten erreicht hat und erhöht kurzzeitig den Druck. Diesen Druck sollte ein gut funktionierender Muskel standhalten. Reagiert die Muskulatur mit Schwäche, ist der Test auf dieser Seite positiv. Krampfneigung des Muskels wird ebenfalls als Schwäche ausgelegt. Ist der Test beidseits positiv, handelt es sich um eine Blockade des Sacrums. Zeigt sich ausschließlich eine einseitige

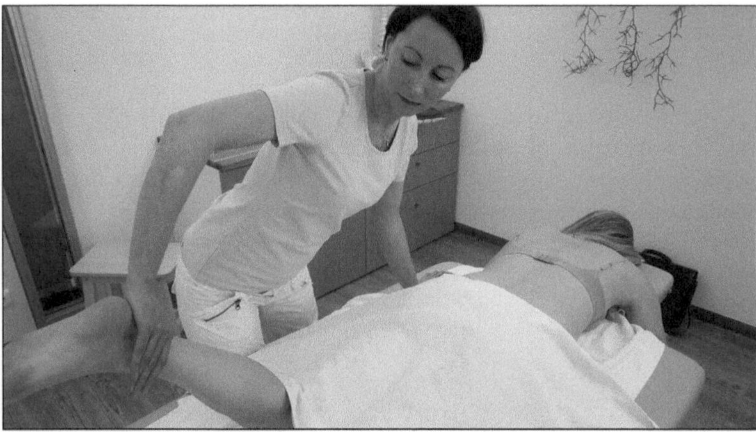

Abb. 3.54 Ischiocruraltest in Bauchlage

Schwäche, ist von einer ISG-Blockade auszugehen. Ein kurzer Impuls des Iliums in eine Mobilisationsrichtung, z. B. anterior und ein sofortiger Retest zeigt, ob die Behandlungsrichtung stimmt. Genauso wird mit dem Sacrum in Nutation und Contranutation verfahren. So können schnell und zuverlässig sämtliche Behandlungsrichtungen des Beckens ausgetestet werden. Bessert sich die Kraft nicht oder nur minimal, liegt die Ursache der Schwäche wahrscheinlich in einer Blockade von L5.

Bei der Mobilisation von Sacrum und ISG wird die positiv getestete Richtung flächig über einige tiefe Atemzüge lang gehalten.

Nach der entsprechenden Mobilisation von Sacrum und/oder ISG wird das Ergebnis mit dem Ischiocruraltest überprüft. Erst wenn beide Beinflexoren dem Druck und Nachdruck problemlos standhalten können, ist das Becken frei von Blockaden.

Ventrale Beinkette
Retinaculi (musculorum extensorum superius und inferius)   siehe dorsale Beinkette
Talus deblockieren   siehe dorsale Beinkette

Tibialis anterior
(Siehe Abb. 3.55)
   ASTE Patient: Rückenlage, Knierolle.
   Manuelle Untersuchung und Therapie: Verschiebbarkeitstest nach cranial und caudal mit anschließender Mobilisation im Bereich des M. tibialis anterior

Membrana interossea
Die Behandlung der Membrana interossea ist besonders nach einem Supinationstrauma und nach einer operativen Entfernung einer Stellschraube im OSG angezeigt. Die Mobilisationsrichtung ist fast ausschließlich cranial, nach caudal ist das Gewebe so gut wie nie eingeschränkt (Abb. 3.56).
   ASTE Patient: Rückenlage.
   Therapie: Der Therapeut sitzt am Fußende. Die mediale Therapeutenhand fixiert den Calcaneus des Patienten. Während der Patient sein Knie in Flexion und den Fuß in Dorsalextension bewegt, mobilisiert der Therapeut mit seiner Ulnarseite des Unterarms oder dem Klimmi nach cranial die Membrana interossea. Der Patient legt anschließend den Fuß wieder ab, dann wird die Technik wiederholt.

Tibiakante
Fasziale Myogelosen an der Tibiakante verursachen oft mediale Knieschmerzen. Meistens liegt die Ursache hierfür in einer alten, massiven Verletzung des ventralen Tibiagewebes und des Periosts. Auch wenn Druck an der Tibiakante dellenartige Vertiefungen hinterlässt, ist von einer Stoffwechselstörung des Gewebes auszugehen, denn natürlich reduzieren Myogelosen den venösen Abfluss aus dem Bein (Abb. 3.57).
   ASTE Patient: Rückenlage ohne Knierolle.

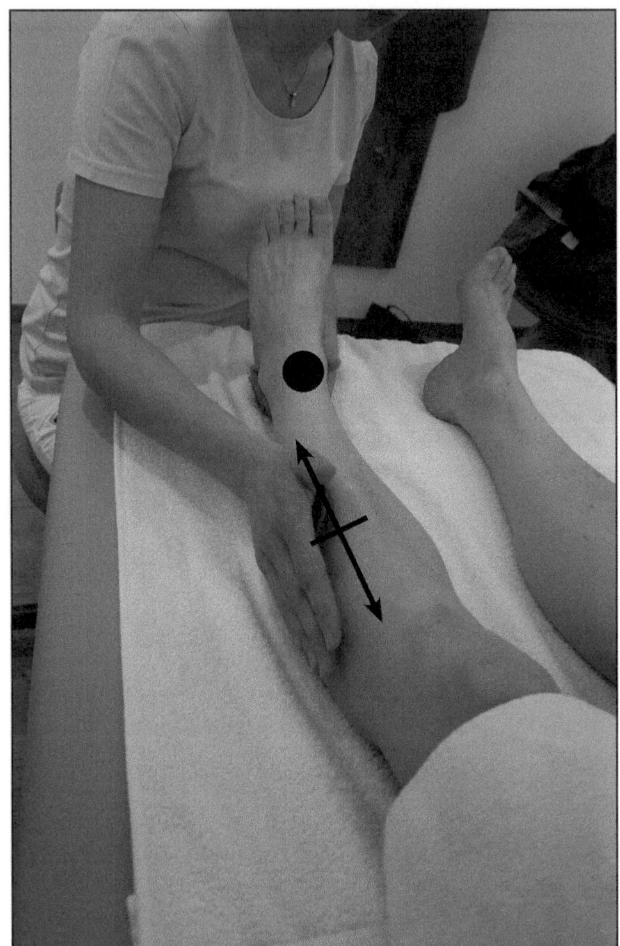

Abb. 3.55 Verschiebbarkeitstest und Therapie der Faszie des M. tibialis anterior

Therapie: Eine Hand fixiert das obere Sprunggelenk, die andere setzt mit PIP II-V entlang der Tibiakante auf und gleitet dann vorsichtig in die Tiefe. Dabei wird nach cranial, den Druck aufrecht haltend mobilisiert. Mit dieser Technik behandeln wir die gesamte Tibiakante.

Nierenfaszie (gehört zusammen mit dem M. iliopsoas und dem Zwerchfell zum „Drilling")
(Siehe Abb. 3.58)
ASTE Patient: Bei der Behandlung der rechten Seite steht der Therapeut rechts an der Liege, der Patient befindet sich in Rückenlage, das linke Bein ist aufgestellt. Nun muss sich der Patient an den rechten Liegenrand legen, damit seinen Unterschenkel entspannt herab hängen kann. Bekommt der Patient in dieser Position Schmerzen in der LWS, soll der Patient das aufgestellte Bein in

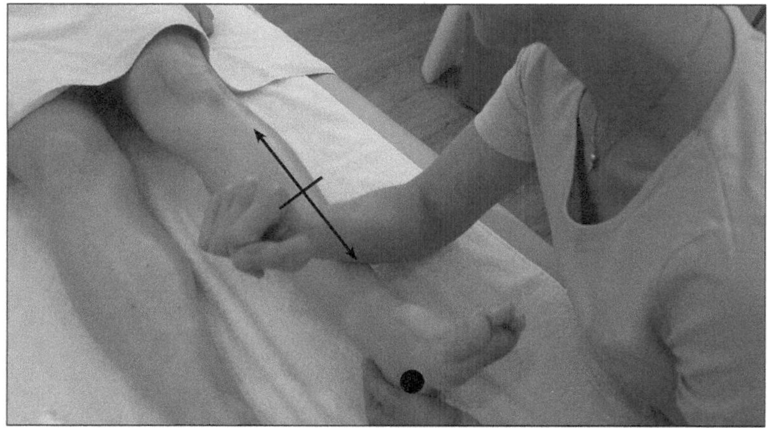

Abb. 3.56 Mobilisation der Membrana interossea mit der Ulnarkante

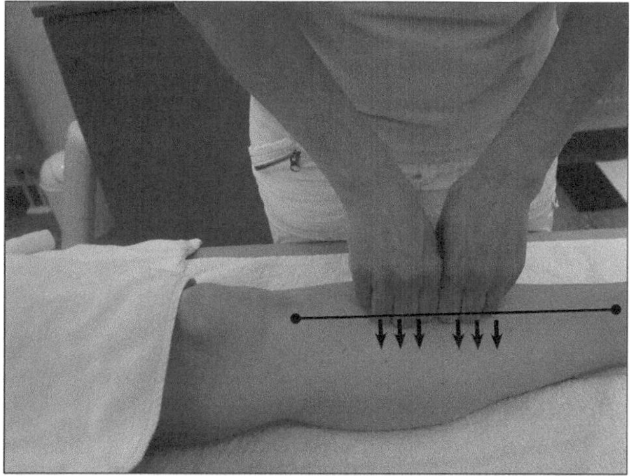

Abb. 3.57 Behandlung des Gewebes an der Tibiakante

der Kniekehle fassen und zu sich ziehen, um die LWS durch Entlordosierung zu entlasten. Klagt der Patient über einen starken Zug an der Ventralseite des Oberschenkels, unterstützt der Therapeut das herabhängende Bein mit seinem Knie, hierbei wird die Spannung durch mehr Hüftflexion entlastet.

Manueller Befund und Therapie: Der Verlauf der Nierenfaszie erstreckt sich von der Mitte des unteren Rippenbogens nach caudal verlaufend über die Mitte des Oberschenkels bis zur Patellaspitze. Da diese Faszie einen verhältnismäßig langen Verlauf hat, unterteilen wir sie im Befund und der Therapie zunächst in zwei Abschnitte. Zwischen der Mitte des Lig. inguinale bis zur Mitte des unteren Rippenbogens erfolgt ein Verschiebbarkeitstest nach cranial/caudal und anschließend die entsprechende Mobilisation. Vom Lig. inguinale nach caudal bis zur Patellaspitze wird ebenso verfahren.

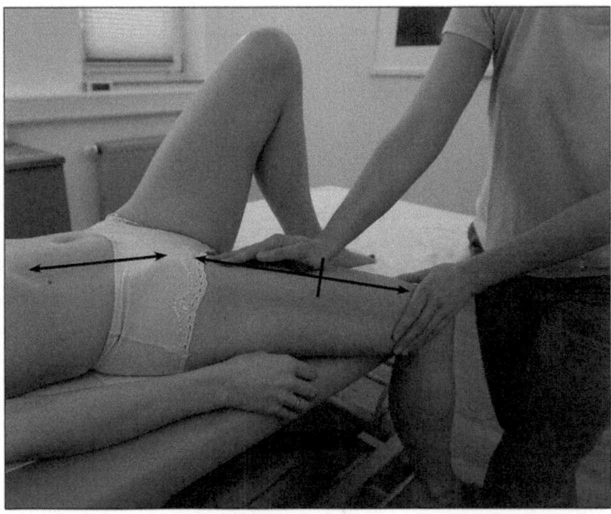

Abb. 3.58 Behandlung der Nierenfaszie mit Klimmi (caudaler Teil: Manipulation sinnvoll)

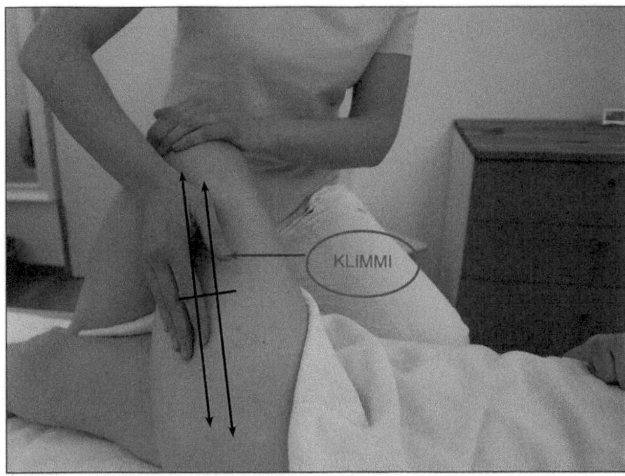

Abb. 3.59 Therapie des Tensor faszie latae mit Klimmi (Manipulation sinnvoll)

Laterale Beinkette
Retinaculi   siehe dorsale Beinkette
Talus deblockieren siehe dorsale Beinkette

Tensor faszie lata (TFL)
Bei lateralen Knieschmerz oder/und Iliumblockaden, muss der TFL immer mitbehandelt werden (Abb. 3.59).

ASTE Patient: Rückenlage, rechter Fuß steht lateral des linken Knies.

Manuelle Untersuchung und Therapie: Der Therapeut befindet sich auf der Gegenseite des behandelnden Beines. Eine Hand fixiert das rechte Knie, die andere testet die Verschiebbarkeit des Gewebes zwischen dem Fibulaköpfchen und dem Trochanter major. Myogelosen finden sich häufig auch zwischen Tensor faszie latae und M. biceps femoris. In dieser Loge empfiehlt es sich mit der Klimminase zu therapieren, um zwischen die beiden Strukturen zu gelangen. Der TFL selbst muss unbedingt *flächig* therapiert werden. Bei zu starker Behandlungsintensität, auch bei unsachgemäßer Anwendung einer Faszienrolle, besteht die Gefahr von Mikroverletzungen.

Mediale Beinkette

Retinaculi   siehe dorsale Beinkette
Talus deblockieren   siehe dorsale Beinkette

Pes anserinus und Adduktorenkanal
Der Adduktorenkanal ist eine wichtige Loge, die vom M. adductor longus, M. adductor magnus und dem M. vastus lateralis gebildet wird. In ihr verlaufen die V. und A. femoralis und der N. saphenus. Gelosen in diesem Durchgang führen zu einer Reduktion im Gewebestoffwechsel an der medialen Knieseite und verursacht dort Stauungen und Schmerzen.

Oft kommen ältere Patienten mit Knieschmerzen und der Diagnose „Kniegelenksarthrose" zur Physiotherapie. Mit der folgender Technik, welche mit einer Beckenkorrektur kombiniert wird, verbessert sich ein medialer Knieschmerz in den meisten Fällen sofort und oft nachhaltig (Abb. 3.60).

ASTE Patient: Rückenlage, Knierolle.

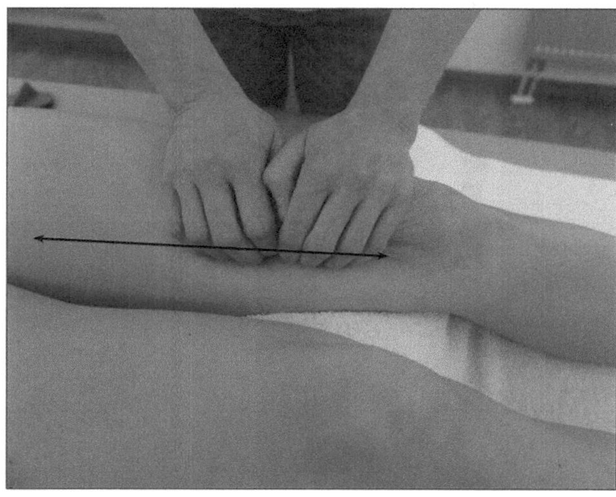

Abb. 3.60 Behandlung Adduktorenkanal

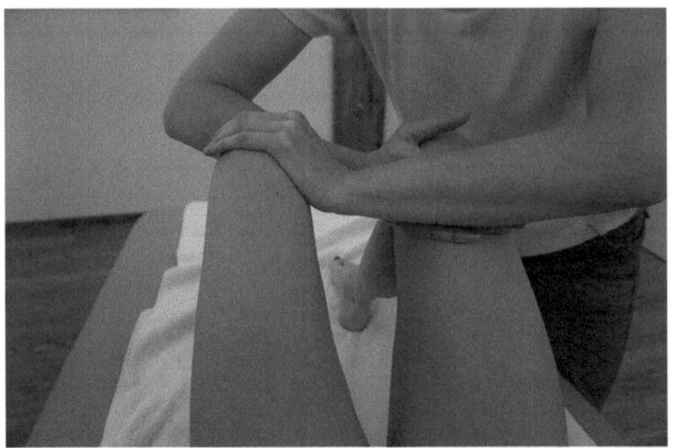

Abb. 3.61 Deblockieren der Symphyse

Manuelle Untersuchung und Therapie: Verschiebbarkeitstest im Verlauf des Pes anserinus, übergehend in den Adduktorenkanal. Während das Pes anserinus flächig mobilisiert wird, geht man beim Adduktorenkanal punktuell vor und mit angepassten Druck in die Tiefe. Palpatorisch befindet sich der Adduktorenkanal medial des M. adductor longus. Die Fingerbeeren oder die Klimminase gleiten mit angemessenen Druck in die Tiefe und mobilisieren dort in die ausgetestete Richtung.

Deblockieren Symphyse
Eine Blockade der Symphyse hat immer eine Hypertension der medialen Beinkette zur Folge. Deshalb wird diese Technik immer in Kombination mit der Behandlung des Adduktorenkanals durchgeführt (Abb. 3.61).
ASTE Patient: Rückenlage, beide Beine angestellt.
Therapie: Der Therapeut gibt flächig Widerstand in die Adduktion. Dann wird der Patient aufgefordert mit maximalen Druck die Knie zusammen zu drücken und diesen Druck einige Sekunden zu halten. Ist die Symphyse blockiert, ist beim Lösen oft ein Knackgeräusch hörbar.
Untersucht der Therapeut die einzelnen Knoten und Funktionsketten beim Patienten, so sucht er nach spürbaren Gelosen und geringer Verschiebbarkeit im Gewebe. Dabei unterscheidet man zwischen der subcutanen, oberflächlichen Schicht und tieferen Gewebsschichten. Bei einem gesunden Myofaszialen Organ lassen sich alle Gewebstiefen gleichmäßig in sämtliche Richtungen verschieben. Nichts bremst die Bewegung und das Gewebe fühlt sich trocken, glatt und geschmeidig an. Hautfalten lassen sich mühelos abheben und verfärben sich nach diesem minimalen Reiz höchstens zart rosa. Erstaunlicherweise genügt es in der Regel einen Behandlungsreiz an der Oberfläche zu setzen, um über den neurologischen Input auch tiefere Schichten zu lösen.

3.4 Rebefund

Circa zehn Minuten vor Behandlungsschluss sollte der Rebefund erfasst werden, da eventuell bereits dann Modifikationen in der Behandlung nötig sind. Als erstes sollten der Ischiocruraltest in Bauchlage wiederholt werden. Die Kraft beim Druck und Nachdruck in die Beinextension muss beidseits ausreichend vorhanden sein. Zeigt sich erneut eine Schwäche, so ist dies nicht als Zeichen einer mangelhaften KLINEA-Behandlung zu werten, sondern als Folge von Spannungsveränderungen im Myofaszialen Organ zu sehen. Eine erneute Korrektur des Beckens am Ende einer Behandlung ist sogar häufig erforderlich.

Im Anschluss erfolgt der Retest des Derbolowsky-Zeichens. Eine vorherige Beinlängendifferenz sollte jetzt in den unterschiedlichen Phasen des Tests komplett ausgeglichen sein.

Liegt der Patient bereits in Rückenlage, wird die Hüftrotation anhand der Fußstellung inspiziert. Ist ein vorheriger Seitenunterschied ausgeglichen, war eine Beckenblockade die Ursache. Weist das Becken keine Blockaden mehr auf und der Seitenunterschied verschwindet dennoch nicht, gehen wir von einer Einschränkung eines Hüftgelenkes aus. Ein weiterhin positiver Befund dieses Tests beeinträchtigt das Behandlungsergebnis *nicht*.

Bevor der Patient nun aufgefordert wird, sich erneut auf die beiden Waagen zu stellen, soll er die schmerzprovozierende Haltung oder Bewegung noch einmal ausführen, um einen Vergleich zur Situation vor der Behandlung zu haben.

Wie der Rebefund auf den Waagen zu deuten ist, wird ausführlich in Abschn. 1.4 beschrieben.

Die Spannungsveränderung des Myofaszialen Organs lässt sich durch Retests besonders eindrucksvoll darstellen. Neben der Behandlungskontrolle für den Therapeuten ist es auch dem Patienten möglich, Veränderungen wahrzunehmen, was für ihn oftmals den Beweis einer erfolgreichen Behandlung liefert.

Patientenbeispiel 1

Anamnese: 53-jähriger männlicher Patient, Bürokaufmann, spielte als Jugendlicher Fußball. Im Alter von 16 Jahren traten erstmalig Kniebeschwerden auf. Er gibt Schmerzen im rechten Knie beim Treppab-Laufen und in der Hocke an. Das Treten des Gaspedals beim Autofahren bereitet ihm ebenfalls Schmerzen. Als das größte Defizit empfand der Patient die Flexionseinschränkung von 90° im rechten Knie, die trotz zahlreichen manualtherapeutischen Behandlungen keinerlei Besserung zeigte. Schon eine geringfügige Verbesserung der Flexion wäre laut seiner Aussage für sein Hobby Radfahren sehr hilfreich.

Vorgeschichte des rechten Knies:

2006 Ruptur vorderes Kreuzband rechts
2007 OP VKB mit Gelenktoilette
2010 Reruptur nach einem Unfall
2014 erneute Versorgung mit vorderer Kreuzbandplastik
2016 Außenbandraffung
2017 Versorgung mit einer Knie-TEP rechts (Abb. 4.1, 4.2 und 4.3)

Sichtbefund: in den Grafiken neben den jeweiligen Bildern wird die grafische Darstellung im Befund gezeigt. In der Praxis werden als Zusatz schriftlich nur die Auffälligkeiten erwähnt, die nicht aus der grafischen Darstellung hervorgehen. Nachfolgend, um die Nachvollziehbarkeit zu gewährleisten, findet sich eine Aufzählung aller vom Lot abweichenden Areale.

- rechte Schulter höher
- linke Clavicula höher
- rechte Schulter nach ventral verlagert
- Rechtsrotation der BWS
- rechte Crista iliaca höher

© Springer-Verlag GmbH Deutschland, ein Teil von Springer Nature 2020
K. Klink und R. Eichinger, *Faszientherapie mit dem KLINEA-Konzept,*
https://doi.org/10.1007/978-3-662-61480-8_4

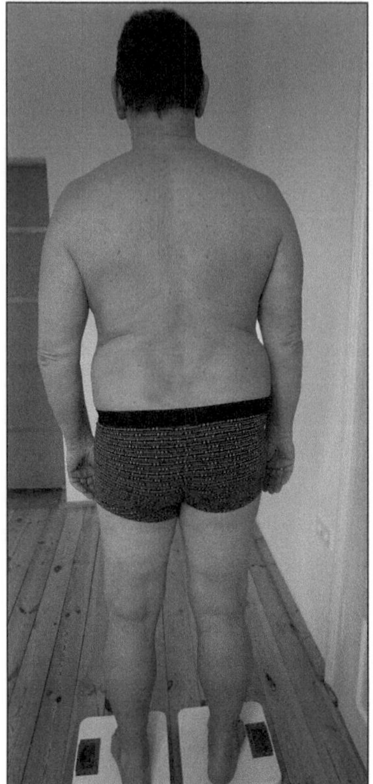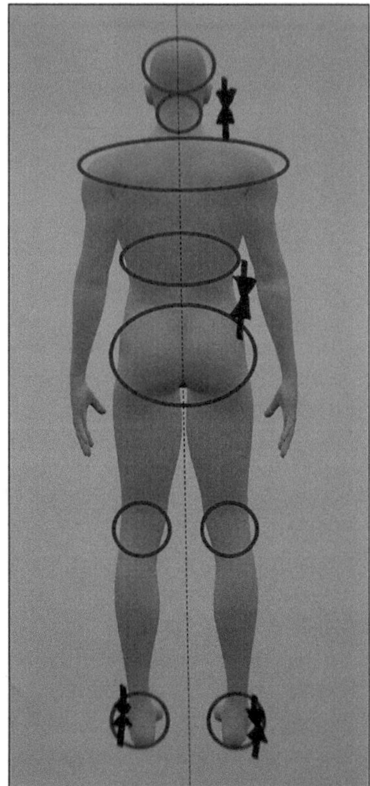

Abb. 4.1 Sichtbefund Ansicht von dorsal. *Links*: Patient; *rechts*: Markierungen im Knoten-modell

- Schwellung linke Kniekehle
- 20 cm lange Narbe ventral über das Kniegelenk
- Absenkung linkes Fußlängs- und Quergewölbe
- Flexionseinschränkung im rechten Knie auf 90°
- keine Nebenbefunde, keine Medikamente

Gewichtsverteilung: rechts 3 kg > links, was 2,5 % des Körpergewichts entspricht. Somit befindet sich die Differenz im Toleranzbereich.

Schnelltests
Derbolowsky-Zeichen: rechtes Bein 1 cm länger als linkes, fester Biss verändert das Ergebnis nicht → Beckenblockade, keine Beteiligung des Kiefers.
   Beinkettentest und Zehentest: Hypertension dorsale Beinkette **links!**
   dominater Knoten: Fußknoten links.

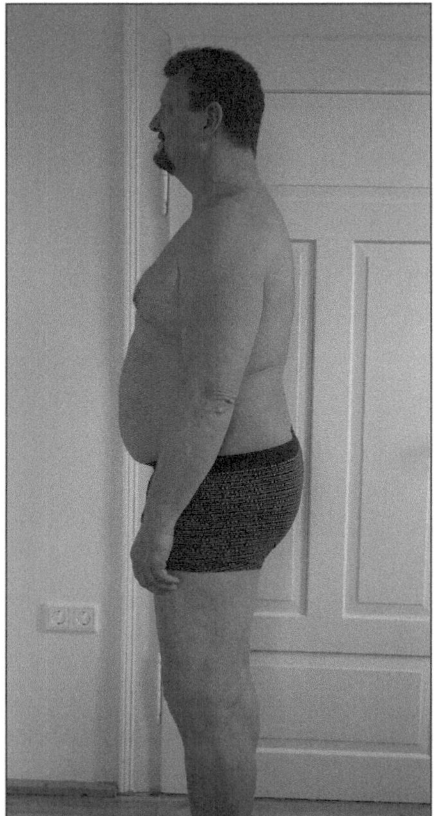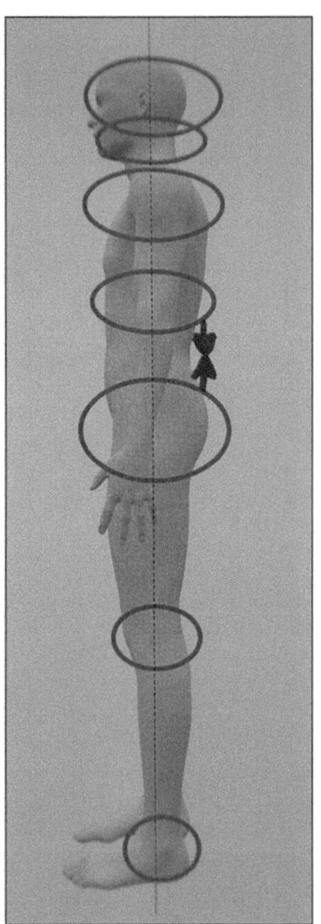

Abb. 4.2 Sichtbefund Ansicht von lateral. *Links*: Patient; *rechts*: Markierungen im Knoten-modell

Therapie
Die Narbe zeigte sich reizfrei und in alle Richtungen mobil. Da der linke Fußknoten als dominater Knoten definiert wurde, beginnt die Behandlung von caudal.

dorsale Beinkette links:

- Plantarfaszie
- Deblockieren Talus
- mediales Gleitlager Achillessehne
- dorsaler Unterschenkel
- dorsaler Oberschenkel
- gluteale Faszien
- Thorakolumbale Faszie und Beckenkorrektur: linkes Ilium wurde nach Ischiocruraltest nach anterior mobilisiert

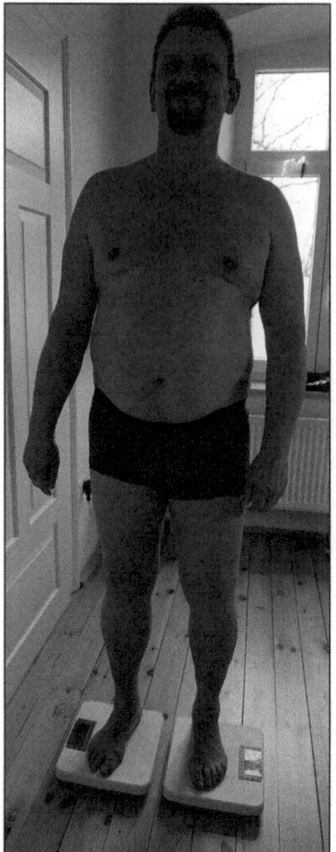 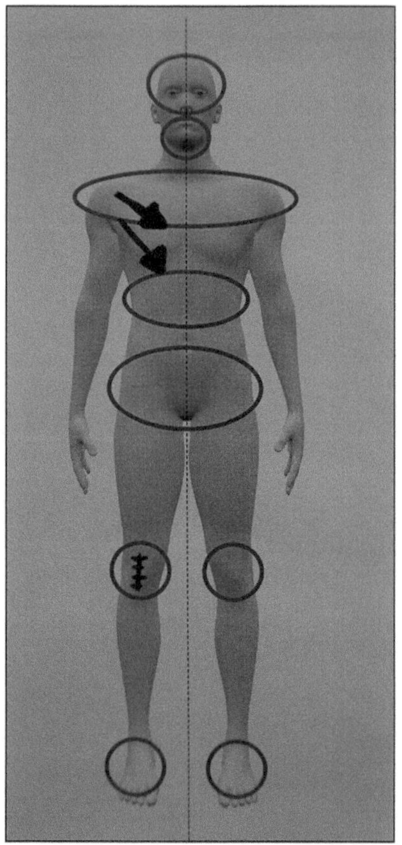

Abb. 4.3 Sichtbefund Ansicht von ventral. *Links*: Patient; *rechts*: Markierungen im Knotenmodell

Die medialen, ventralen und lateralen Beinketten dürfen nicht außer Acht
gelassen werden. Durch Verschiebbarkeitstests selektiert der Therapeut, welche
Faszien mitbehandelt werden.

Auch die rechte Seite vom Fuß- bis zum Sakralknoten muss den Verschiebbarkeitstests unterzogen und ggf. therapiert werden.

In diesem Beispiel waren noch relevant:

links: Tensor faszie latae, Adduktorenkanal, Leistenkanal und die glutealen
Faszien

rechts: Deblockieren Talus, dorsaler Oberschenkel und TFL

Aufgrund der Annäherung des *unteren Thorakalen Knotens* und des *Sakralknotens* rechts (verkürztes Taillendreieck rechts) mobilisierte ich als nächstes die
rechte Flanke, das Zwerchfell und die Nierenfaszie. Die Öffnung der oberen und
unteren Thoraxapertur soll dem Patienten die Aufrichtung erleichtern.

Bei den anschließenden Verschiebbarkeitstests des Kalotten- und Pharyngeal-knotens stellte sich heraus, dass die ventrale cervicale Faszie mit Mundboden und Platysma einen Behandlungsbedarf aufwies.

Am Ende der Behandlung erfolgte die Duramobilisation im Sitz die Therapie von Gelosen der Thorakolumbalen Faszie in Halbbauchlage.

Rebefund
(Siehe Abb. 4.4)

Die deutlich bessere lotgerechte Haltung zeigt sich vor allem im direkten Vergleich. Die Taillendreiecke sind wieder weitgehend symmetrisch und auch der Bereich im oberen thorakalen Knoten stellt sich wieder lotgerecht dar. Die Waagendifferenz spielt, da der Toleranzbereich nicht überschritten war, zwar keine tragende Rolle bei diesem Patienten, der Ausgleich auf 0 kg Differenz wird trotz-dem notiert (Abb. 4.5).

Die Flexion des Kniegelenks verbesserte sich auf 110° und fühlte sich nach der Behandlung für den Patienten deutlich weicher und müheloser an.

Der Ischiocrural-, Beinkettentest und das Derbolowsky-Zeichen testeten nach der KLINEA-Behandlung negativ.

Tipps für zu Hause: Als Hausaufgabe bekam der Patient die Mobilisation von Längs- und Quergewölbe durch Übungen mit einem Korken auf. Die Auto-mobilisation der Nierenfaszie im Sitzen soll er dreimal täglich am Arbeitsplatz durchführen. Genannte Übungen finden sich im nächsten Kapitel.

Feedback: Auf unseren Wunsch gab uns der Patient zwei Wochen nach der Behandlung per E-mail eine Rückmeldung. Von der verbesserten Flexion, würde er ganz besonders profitieren und die Schmerzen beim Treppensteigen (abwärts)

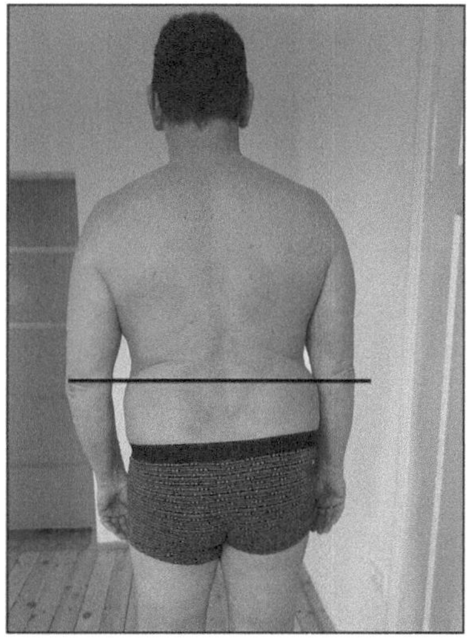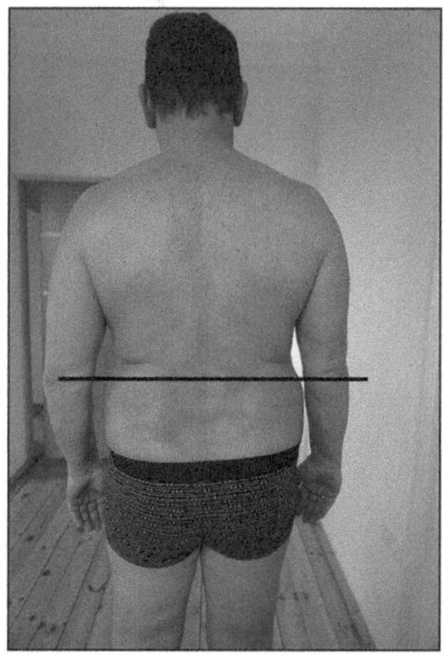

Abb. 4.4 *Links*: Vorher; *rechts*: Nachher

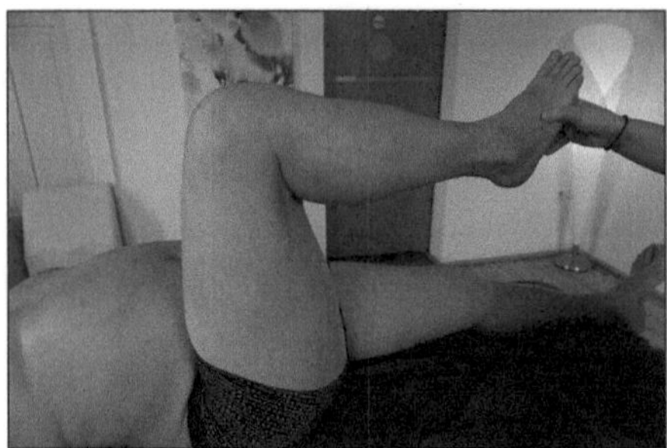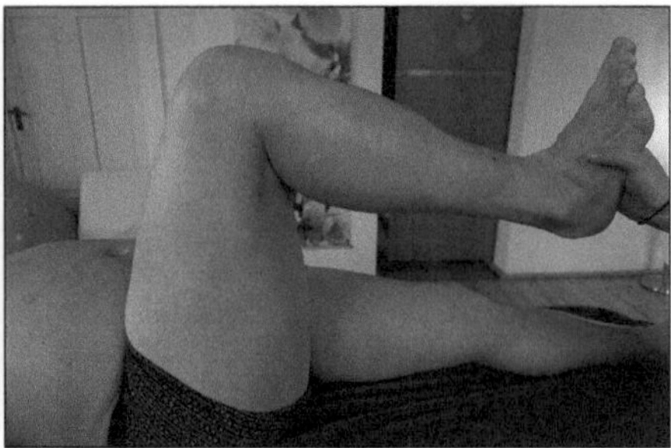

Abb. 4.5 Flexion des Kniegelenks im Vergleich. *Links*: vorher ca. 90° mit Spannungsgefühl; *rechts*: nachher 110° mit federndem Stopp

und Gas geben seien verschwunden. Lediglich die Hocke bereite ihm noch Probleme. Insgesamt fühle er sich aufrechter und die empfohlenen Übungen wären gut in den Alltag integrierbar, so dass er sie weiterhin konsequent täglich durchführen will.

Patientenbeispiel 2

Anamnese: 13-jährige Turnerin, klagte über Schmerzen in LWS und Nacken. Vor allem nach hartem Training zeigte sich ein „Abbrechschmerz" der unteren LWS. Sie trägt seit vier Jahren eine lose Zahnspange, mit der Intention den Unterkiefer massiv zu weiten. Sie gab an, sich im Training schon ein Supinationstrauma zugezogen zu haben, konnte sich aber nicht mehr an die Seite erinnern. Gegen die Schmerzen und die offensichtliche Torsion der Wirbelsäule war die Patientin 18 Mal erfolglos in physiotherapeutischer Behandlung (Abb. 4.6 und 4.7).

Sichtbefund

- Schulterhochstand links
- rechte Schulter nach ventral verlagert
- rechtes Taillendreieck verkürzt
- rechte Gesäßfalte höher
- linke Ferse Inversionsstellung

In der Lateralaufnahme ist sichtbar, dass sie ihren Oberkörper deutlich nach ventral verlagert.

Gewichtsverteilung: 6 kg rechts > links.

Das entspricht 15 % des Körpergewichts.

Schnelltests

Derbolowsky-Zeichen: rechtes Bein 2 cm länger als linkes, fester Biss gleicht die Beinlängendifferenz aus → Beckenblockade, *mit* Beteiligung des Kiefers (da sich mit festem Biss das Ergebnis verändert hat).

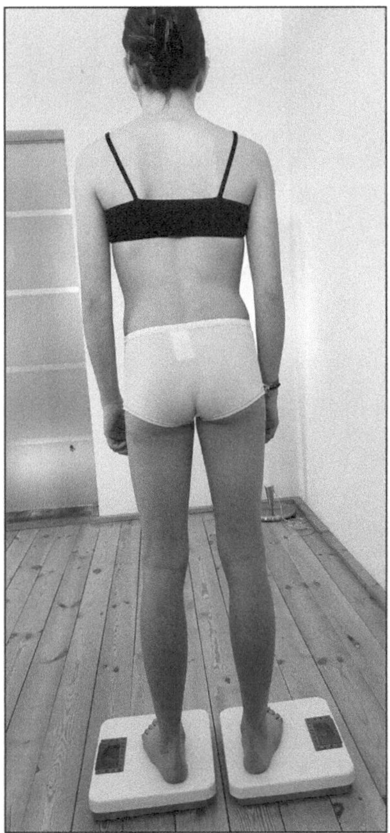 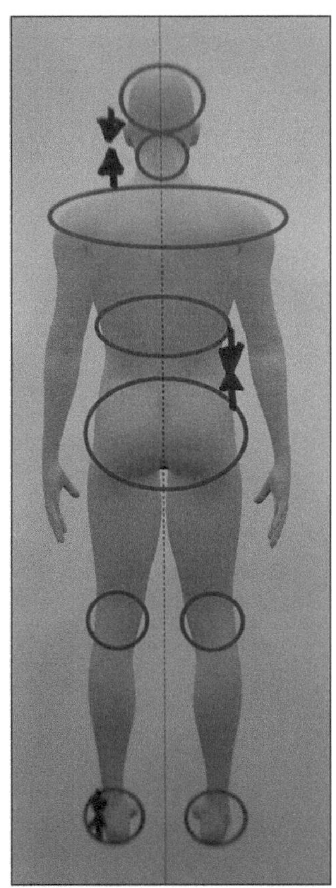

Abb. 4.6 Sichtbefund Ansicht von dorsal. *Links*: Patientin; *rechts*: Markierung im Knoten-modell

Beinketten- und Zehentest: Hypertension ventrale Beinkette rechts und laterale Beinkette links.

Der Schmerz konnte durch ein nach vorne Überbeugen provoziert werden. Der Finger-Boden-Abstand betrug 3 cm. Beim Aufrichten gab die Patientin den für sie typischen „Abbrechschmerz" an.

dominanter Knoten: Kalotten- und Pharyngealknoten.

Therapie

Da der Kalotten- und Pharyngealknoten nicht nur im Sichtbefund, sondern auch durch die Vorgeschichte mit kieferorthopädischer Behandlung auffällig war, begann die Therapie von cranial nach caudal. Alle Strukturen in den dominaten Knoten waren behandlungsbedürftig:

Kopfschwarte

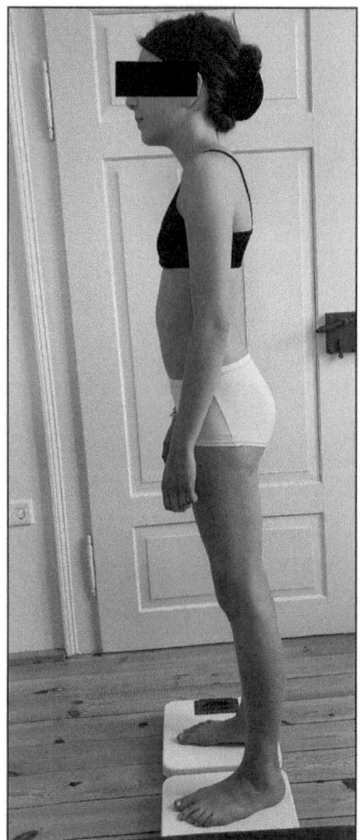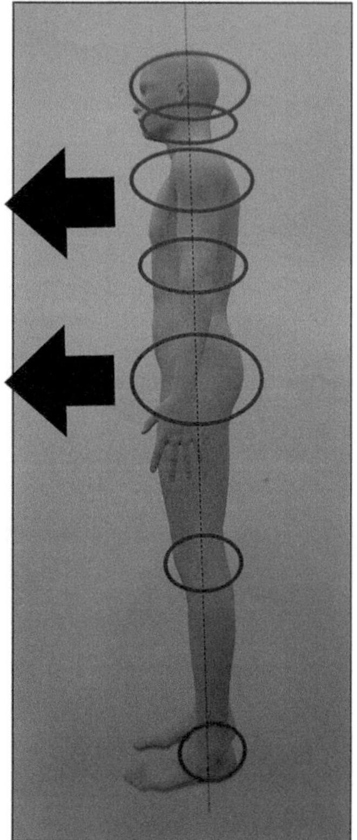

Abb. 4.7   Die Lateralansicht zeigt eine komplette Ventralverlagerung des Körpers

Kiefer- und Kaumuskulatur

- Temporaler Bereich
- Masseterbereich
- Ohrumgreifende Faszien
- Ansatz M. temporalis
- M. pterygoideus medialis
- M. pterygoideus lateralis

ventrale Halsfaszie

- Mundboden
- Platysma

Suboccipitale Extensoren
Anschließend erfolgte die Mobilisation von Zwerchfell, Nierenfaszie und Iliopsoas auf beiden Seiten. Die Behandlung der rechten ventralen Beinkette umfasste

- Retinaculi
- Deblockieren Talus
- Tibialis anterior
- Membrana interossea
- Nierenfaszie

Links wurde der Talus deblockiert und der TFL mobilisiert.

Der Ischiocruraltest ergab erst eine Sacrumblockade, die der Therapeut in Richtung Contranutation behob. Trotzdem testeten die rechten Beinflexoren noch schwach, so dass eine Iliumblockade rechts mit einer Mobilisation nach anterior korrigiert werden musste. In der Praxis ist es häufig so, dass nach der Therapie einer Sacrumblockade noch eine Iliumblockade positiv testet.

Im Sitzen wurde die BWS in Extension mobilisiert.

Am Ende der Behandlung erfolgte eine Mobilisation der Dura mater im Sitz mit anschließender Therapie der Thorakolumbalen Faszie.

Rebefund

(Siehe Abb. 4.8 und 4.9)

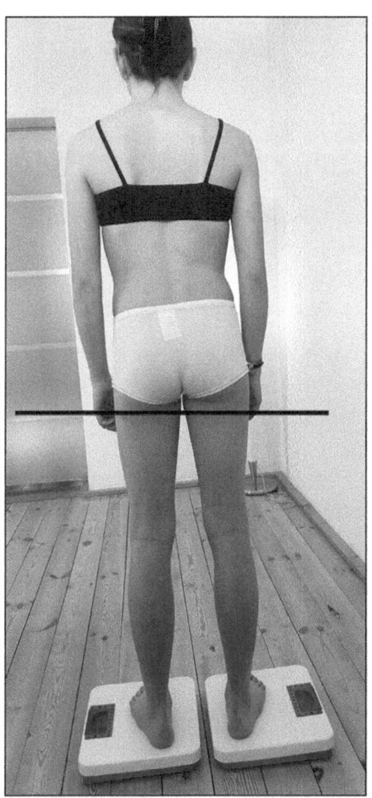 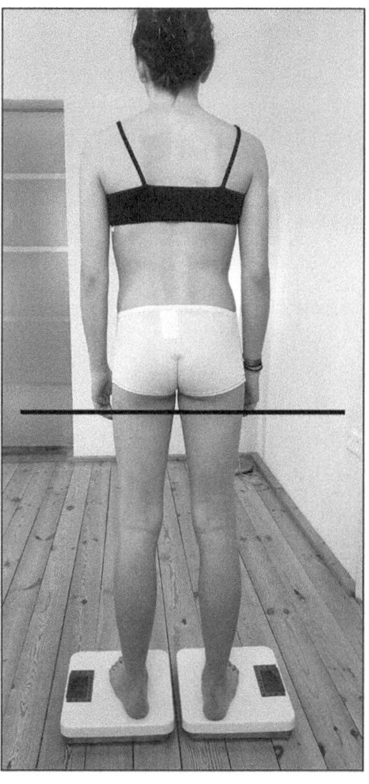

Abb. 4.8 *Links*: Vor der Behandlung: deutlicher Schulterhochstand links, kurzes Taillendreieck rechts und Assymetrie der Glutealfalten; *rechts*: Nach der Behandlung: sowohl die Assymmetrien im oberen und unteren thorakalen Knoten, als auch der Glutealfalten sind ausgeglichen

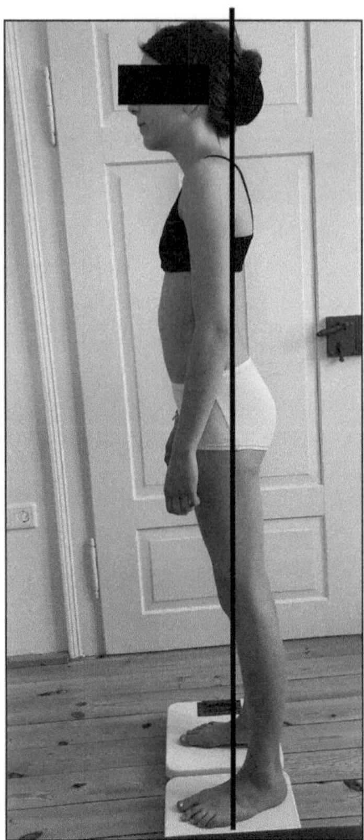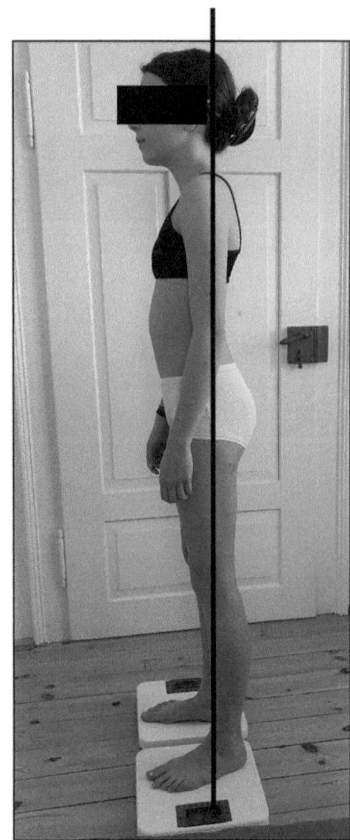

Abb. 4.9 Vergleich vorher-nachher der Lateralansicht

Die deutlich bessere lotgerechte Haltung zeigt sich vor allem im direkten Vergleich. Die Taillendreiecke sind weitgehend symmetrisch und die Schultern und Gesäßfalten befinden sich wieder auf gleicher Höhe. Auch in der Lateralansicht ist eine Rückverlagerung des gesamten Körpers nach dorsal zu erkennen.

Die Waagendifferenz pendelt sich bei rechts 2 kg > links ein. Dies gilt zwar mit 5 % des Körpergewichts immer noch als behandlungsbedürfig, ist in der Summe des Ausgleichs jedoch an der Grenze dessen ist, was ein Körper an Reizen verarbeiten kann.

Der Ischiocrural-, Beinkettentest und das Derbolowsky-Zeichen testeten nach der KLINEA-Behandlung negativ.

Der Schmerz konnte weder durch die Flexion der Wirbelsäule im Stand ausgelöst werden, noch stellte sich der typische „Abbrechschmerz" während der Aufrichtung ein.

Tipps für zu Hause: Als Hausaufgabe bekam die Patientin Entspannungsübungen für den Kiefer und die Automobilisation der Nierenfaszie auf. Außerdem soll sie lange Sitzphasen durch eine Automobilisation der BWS am Schreibtisch unterbrechen. Genannte Übungen finden sich im nächsten Kapitel.

Feedback: Die Schmerzen in HWS und LWS waren 5 Wochen lang deutlich besser, bis die Zahnspange durch den Kieferorthopäden modifiziert wurde, danach begann erst der Nacken- dann der LWS-Schmerz wieder. Solange die Patientin mit Kieferorthopädie versorgt werden muss und der Kalottenknoten somit intermittierend manipuliert wird, bleibt es bei einer Symptombehandlung, die langfristige Anpassungen an Fehlhaltungen im Myofaszialen Organ verhindern soll. Durch die erlernten Eigenübungen konnten die Behandlungsintervalle auf drei Mal KLINEA pro Jahr reduziert werden.

Zwei Patientenbeispiele zeigen von der Anamnese über den Befund, bis zur Therapie, wie eine abgeschlossene Behandlungseinheit mit KLINEA funktioniert. Vorher-Nachher-Bilder untermauern die Effektivität dieser Methode.

Nach einer KLINEA-Behandlung kennt der Therapeut die defizitären Knotenbereiche im Myofaszialen Organ des Patienten und sollte ihm entsprechende Eigenübungen für zu Hause mitgeben. Erfahrungsgemäß werden erlernte Übungen kaum oder gar nicht durchgeführt, wenn sie mit einem zu hohen Aufwand verbunden sind. Deshalb legen wir in unseren Praxen großen Wert darauf, dass die Übungseinheiten kurz, in den Alltag integrierbar und einfach zu merken sind. Benötigt der Patient dazu beispielsweise ein größeres Trainingsgerät, schwindet häufig die Motivation. Deshalb verwenden wir am liebsten u. a. Korken und Golf-T's, die wir den Patienten als Gimmik mit nach Hause geben. Am effektivsten ist es, wenn die erteilten Aufgaben mit alltäglichen Aktivitäten verknüpft werden können. „Während Sie ihre Zähne putzen…", „wenn Sie im Büro eine kurze Pause einlegen…", „bevor Sie morgens aufstehen…". Nachfolgend sind die wertvollsten Eigenübungen und die beliebtesten Tipps für unsere Patienten aufgelistet (Abb. 5.1).

Tipp 1: Reflektieren Sie Ihren Alltag
Die meisten Beschwerden entstehen aufgrund dauerhafter Fehlhaltungen. Sobald ein Patient seine Haltung im Alltag bewusst reflektiert, können „Störfaktoren" korrigiert werden. Zum Beispiel im Büro bedeutet das, dass nicht nur die Qualität des Schreibtischstuhls adäquat ist, der Mitarbeiter muss auch wissen, wie er diesen individuell auf seine Bedürfnisse einstellen kann. Mit dem Thema „Alltagsergonomie" beschäftigen sich meine Therapeuten regelmäßig, da das an den Patienten weitergegebene Wissen vor erneuten Beschwerden schützt. Während einer KLINEA-Behandlung bleibt genügend Zeit, um den Bereich der Ursachenforschung aufzugreifen und dem Patienten beratend zur Seite zu stehen.

Tipp 2: Bewegung in den Alltag einbauen
„Eigentlich müsste ich mich mehr bewegen." Diesen Satz hört wohl jeder Therapeut mehrfach täglich von seinen Patienten. Ein echter Motivationsschub ist

© Springer-Verlag GmbH Deutschland, ein Teil von Springer Nature 2020

107

K. Klink und R. Eichinger, *Faszientherapie mit dem KLINEA-Konzept,*
https://doi.org/10.1007/978-3-662-61480-8_5

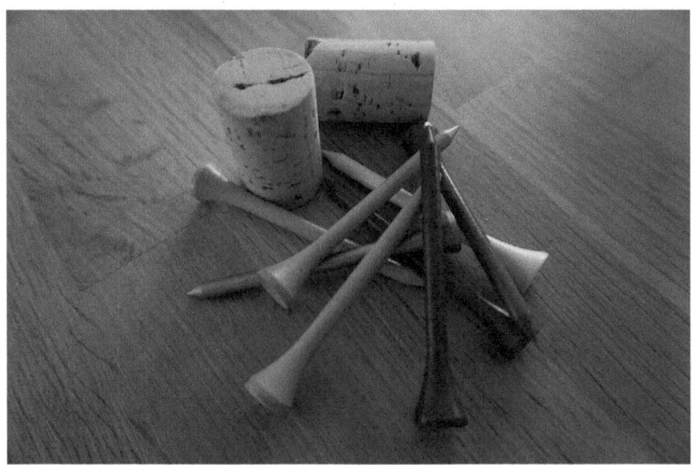

Abb. 5.1 Golf-T's und Korken als Hilfsmittel für Eigenübungen

immer das Wissen um das „Warum". Bewegen wir uns, werden ganze Funktionsketten in Gang gesetzt, die sich regulierend auf unser Myofasziales Organ aus-
wirken. Der Stoffwechsel im Gewebe wird angeregt und wir atmen tiefer, was
unsere Rippen und unser Zwerchfell mobilisiert. Dadurch verbessert sich die
Peristaltik usw. Umso überzeugender der Therapeut sein Wissen vermittelt, desto
motivierter verlässt der Patient die Praxis (Abb. 5.2).

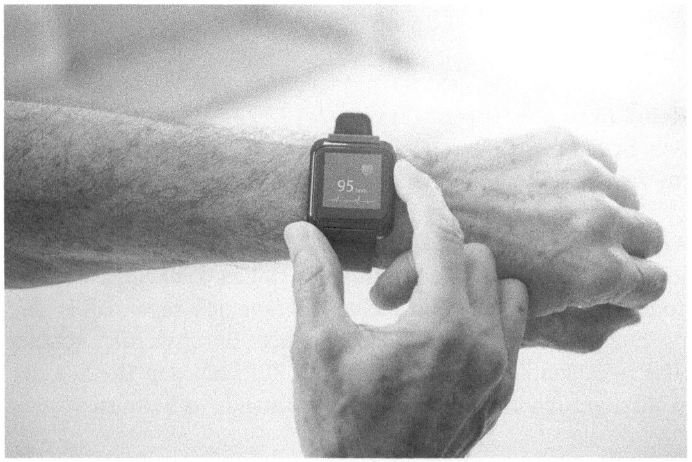

Abb. 5.2 Mehr Bewegung in den Alltag einzubauen ist für viele Patienten ein Thema

Tipp 3: Der Lotdurchgang und Ausgleichsbewegungen, wo Ergonomie nicht möglich ist

Ich erkläre allen KLINEA-Patienten, was der Lotdurchgang ist und wie im Alltag der Fokus darauf gelegt werden muss, um sich vor Überlastungssyndromen zu schützen. Vom Kartoffelschälen zu Hause bis zum Bedienen der Computermaus am Arbeitsplatz, überall kann der Patient darauf achten immer wieder Lotdurchgänge zu durchlaufen. Wendet er das erlangte Wissen einige Wochen konsequent an, stellt sich ein Automatismus ein und der Energieaufwand wird mit der Zeit geringer. Die Belohnung durch weniger Schmerzen motiviert in der Regel zusätzlich.

Zwingen Arbeitsabläufe den Mitarbeiter zu asymmetrischen Bewegungen, helfen Mikropausen mit Ausgleichsbewegungen. Ein Automechaniker beispielsweise, der vorne übergebeugt an einem Motor arbeitet, sollte sich ein Zeitlimit setzen, nachdem er sich kurz aufrichtet und sich in die Gegenrichtung bewegt. Es genügt, diese Position (haltend oder federnd) für zehn Sekunden einzunehmen, um dauerhafte Gelosenbildung im Gewebe zu vermeiden.

Tipp 4: Entspannung des stomatognaten Systems

Ein unter Dauerstress stehender Patient verliert mit der Zeit das Gefühl für Entspannung. Er kann nicht mehr unterscheiden, ob beispielsweise sein Kiefer an- oder entspannt ist. Hierbei hilft ihm folgende Übung, die nicht nur der Kiefer- und Kaumuskulatur Erholung gönnt, sondern auch für eine Releasereaktion im Schulter-Nacken-Bereich sorgt.

ASTE Patient Sitz

Nun folgt er den Anweisungen des Therapeuten schrittweise:

- „Die Lippen liegen locker aufeinander,
- die Kauflächen ihrer Zähne sollen sich nicht berühren
- der Zungengrund liegt entspannt im Mundboden und
- die Zungenspitze berührt die Rückseite Ihrer oberen Frontzähne, ohne Druck auf sie auszuüben. Halten Sie diese Position fünf Atemzüge lang."

Diese physiologische Position der Mandibula und der Zunge haben viele von uns „verlernt". Diese Übung lässt sich auch gut in den Alltag integrieren. Ob als Autofahrer an der Ampel stehend oder während des Wartens an der Supermarktkasse, umso öfter wir unseren Kiefer entspannen, desto geringer ist das Weiterleiten von Hypertensionen nach caudal.

Tipp 5: „Anti-Schildkröten-Übung"

(Siehe Abb. 5.3)

Die „Schildkrötenhaltung", also Inklination des Kopfes, erzeugt aufgrund des fehlenden Lotdurchgangs Gelosen im oberen thorakalen Knoten. Die Korrektur mittels eines Golf-T's hat sich in unseren Praxen bewährt. Wir haben Golf-T's

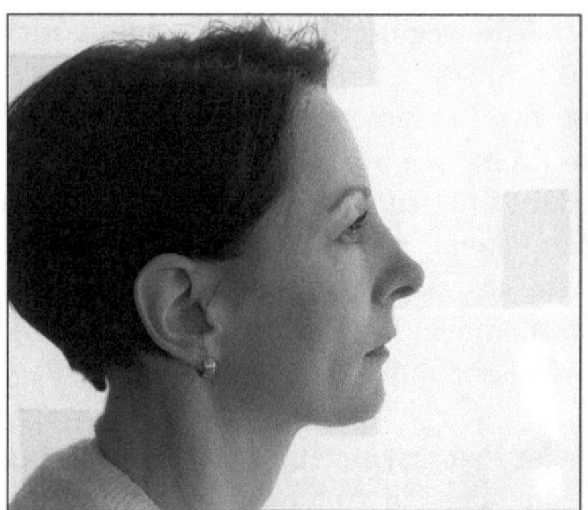
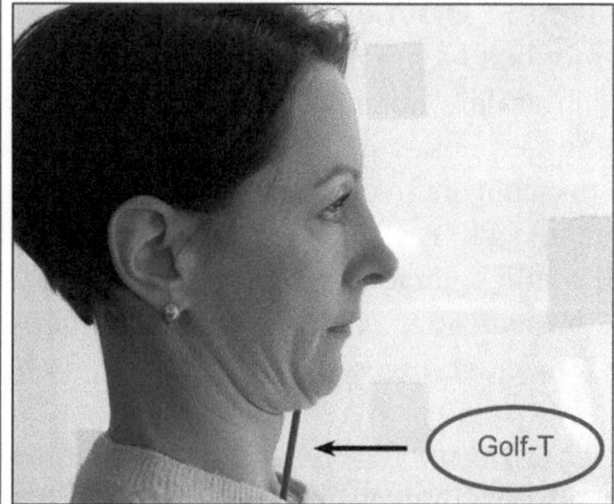

Abb. 5.3 *Links*: „Schildkrötenhaltung"; *rechts*: Unbeliebt aus ästhetischen Gründen aber enorm effektiv: die Reklination der HWS mit Hilfe eines Golf-T's

immer vorrätig, um dem Patienten dieses Gimmik als Erinnerungshilfe mitzugeben. Die ersten Wiederholungen sollten vor dem Spiegel durchgeführt werden, um achsengerecht zu bleiben. Danach kann beispielsweise vor dem Fernseher geübt werden.

Die abgeflachte Seite des T's befindet sich in der Grube zwischen den beiden Claviculae. Die Spitze klemmt sich der Patient unter das Kinn. Er soll mit seinem Kinn die Spitze zu sich heran ziehen. So verhindert man, dass der Kopf in Extension ausweicht, aber auch zu viel Flexion wird durch den Druck der Spitze vermieden. Diese Reklination mobilisiert hochcervical die Flexion und entlastet den cervicothorakalen Übergang.

Tipp 6: Strecken

Kleinkinder, Hunde und Katzen tun es regelmäßig nach dem Aufwachen: sie strecken sich. Idealerweise sollten sich Menschen, die überwiegend sitzend arbeiten, drei Mal pro Stunde gründlich in sämtliche Richtungen strecken. Die bevorzugte Richtung dabei ist die Extension der gesamten Wirbelsäule. Da sie dabei ihr Lot durchläuft, erfährt das Myofasziale Synzytium für einen kurzen Moment totale Entspannung. In Kombination mit ausgiebigen Gähnen wird das Zwerchfell mobilisiert und es werden Hypertensionen in der Kiefermuskulatur abgebaut (Abb. 5.4).

Tipp 7: Hängebrücke gegen kyphotisches Sitzen

(Siehe Abb. 5.5)

Bei überwiegend sitzender Tätigkeit kann diese Automobilisation der Brustwirbelsäule und der Rippen einmal pro Stunde am Schreibtisch vorgenommen werden. Durch die passive Extension der Brustwirbelsäule und des cervicothorakalen Übergangs reduziert sich die Spannung vor allem paravertebral in der autochthonen Muskulatur. Die Lendenwirbelsäule bleibt durch die Entlordosierung im Sitz

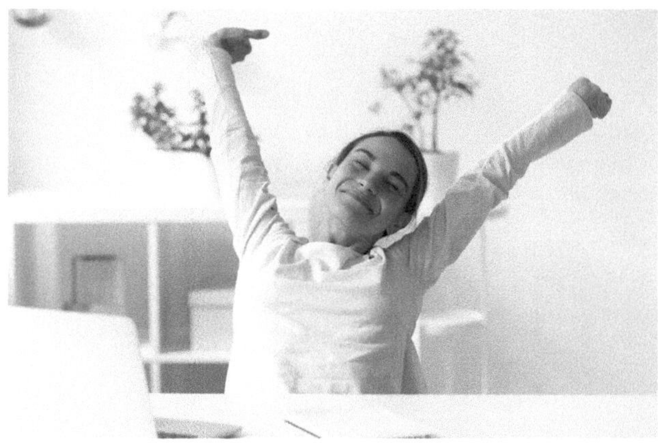

Abb. 5.4 Strecken vor allem in sitzenden Berufen hilft Gelosen im Myofaszialen Organ zu vermeiden

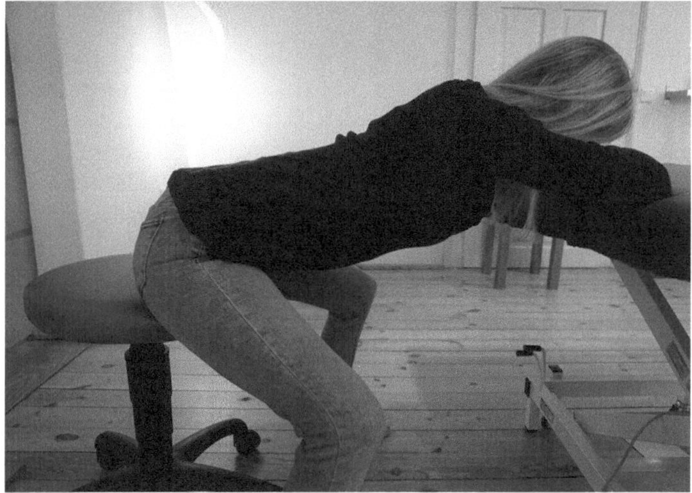

Abb. 5.5 Die perfekte Übung für zwischendurch: Hängebrücke am Schreibtisch

geschützt. Kombiniert mit tiefer Atmung gewinnt diese Übung an Effizienz. Der Kopf liegt auf den verschränkten Unterarmen, die Beine sind gegrätscht. Nun rollt man mit dem Stuhl so weit zurück, bis sich eine angenehme Spannung in der Brustwirbelsäule bemerkbar macht.

Tipp 8: Automobilisation der Nierenfaszie im Sitz
(Siehe Abb. 5.6)
Vor allem im Sitz befindet sich die Nierenfaszie in einer angenäherten Position, ebenso wie der Iliopsoas. Um diesen Strukturen zu einem verbesserten Stoffwechsel

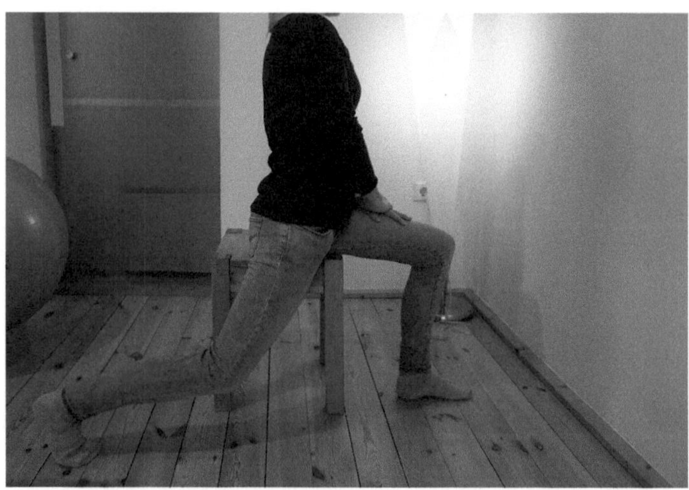

Abb. 5.6 Automobilisation der Nierenfaszie im Sitz

zu verhelfen, empfiehlt es sich diese Automobilisation beidseits dreimal pro Tag durchzuführen. Sollten die Armlehnen des Bürostuhls hinderlich sein, kann diese Übung auch ohne Stuhl angewendet werden. Dazu wird das vordere Bein aufgestellt um die Lendenwirbelsäule zu stabilisieren. Das andere Bein wird in Hüftextension nach hinten gestellt. Der Patient soll sich vorstellen, den Bereich zwischen Zwerchfell und Patella maximal zu weiten. Diese Übung soll intermittierend mehrfach pro Seite wiederholt werden.

Tipp 9: Inhibition der glutealen Faszien
(Siehe Abb. 5.7)
Abends, vor dem Einschlafen im Bett oder auf dem Sofa, legt sich der Patient z. B. einen aufgestellten Korken unter eine schmerzhafte Gelose im Glutealbereich. Das Körpergewicht erzeugt eine Inhibition auf den gelotischen Bereich. Der Druck sollte erträglich sein, um eine Gegenspannung des Gewebes zu verhindern. Durch die Härte der Unterlage und die Größe und Härte des Hilfsmittels kann die Intensität variiert werden. Ein Golfball oder Tennisball eignen sich ebenfalls.

Tipp 10: Mobiler Fußknoten
(Siehe Abb. 5.8)
Neben Golf-T's geben wir unseren Patienten auch Korken mit. Die folgende Übung empfehlen wir während dem Zähneputzen durchzuführen. Je ein Korken wird quer direkt unter beide Os naviculare positioniert und ragt zur Hälfte heraus.

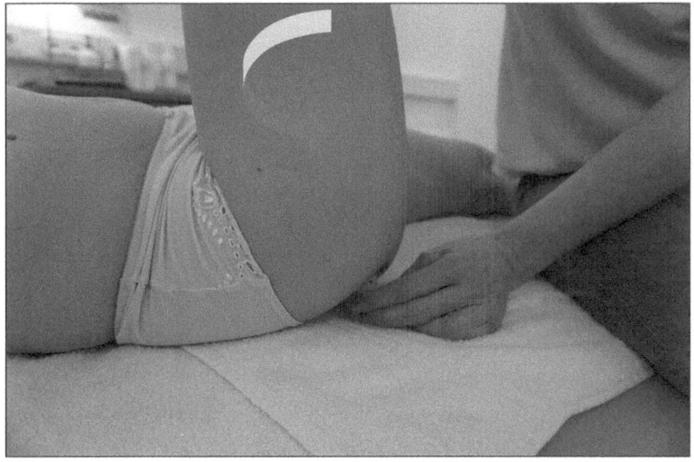

Abb. 5.7 Zu Hause sucht sich der Patient selbst die schmerzhafteste Stelle aus, in der Praxis leitet der Therapeut die Übung an

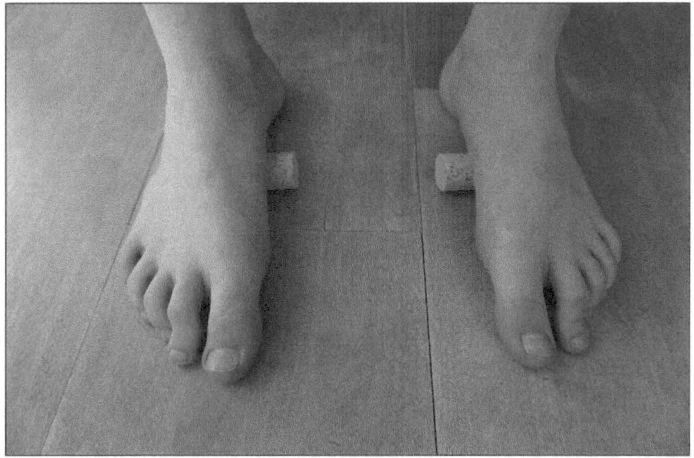

Abb. 5.8 Zur Mobilisation des Längsgewölbes legt der Patient einen Korken unter das Os naviculare

Vorsichtig verlagert der Patient sein Körpergewicht auf beide Füße, um passiv das Längsgewölbe zu mobilisieren.

Zur passiven Mobilisation des Quergewölbes legt man beide Korken in Längsrichtung unter den Fußballen in Verlängerung des 2. Strahls. An dieser Stelle befindet sich der tiefste Punkt des abgeflachten Quergewölbes.

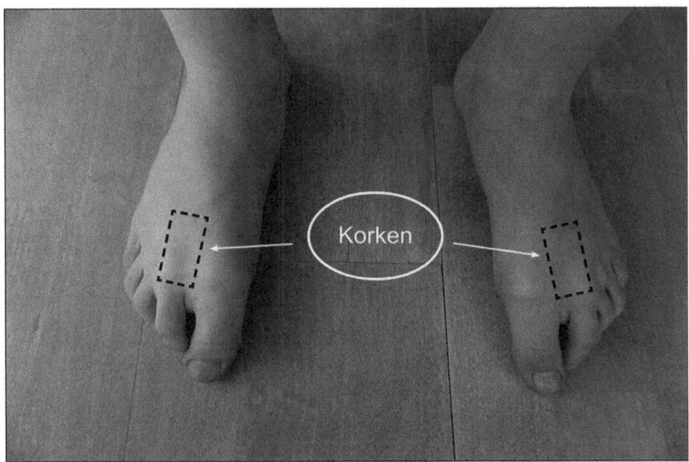

Abb. 5.9   Um ein abgeflachtes Quergewölbe passiv zu mobilisieren, legt sich der Patient einen Korken unter die zweite Mittelphananx

Durch das Rollen des Korkens an der Fußsohle entlang, werden Gewebsblockaden der Plantarfaszie gelöst. Bei akuten Fersenschmerzen sollte das Rollen noch nicht durchgeführt werden (Abb. 5.8 und 5.9).

Tipp 11: Aktiver Fußknoten
(Siehe Abb. 5.10)
Nach der passiven Mobilisation muss ein aktives Gewölbetraining folgen. Diese Übung kann ebenso beim Zähneputzen erfolgen. Hierzu belastet der Patient im Stand gleichzeitig die Lateralseite der Ferse und den Großzehenballen um eine Verwringung des Fußes zu aktivieren. Die Zehen, beide Knie und die Schultern bleiben dabei völlig entspannt. Diese Übung richtet nicht nur das Fußgewölbe wieder auf, sie gewährleistet auch eine lotgerechte Beinachse und aktiviert die kniegelenkstabilisierende Muskulatur. Anfangs soll der Patient vor dem Spiegel üben, um die Übung visuell zu kontrollieren. Später, nach einer Verbesserung der Propriozeption, sollte er ohne diese Kontrolle mehrfach am Tag sein Fußgewölbe aktivieren. Zu spüren, wie sich die Fußmuskulatur kontrahiert und wie sich die Belastung der Fußsohle verändert, ist ein hervorragendes sensomotorisches Training.

Tipp 12: Narbenmobilisation mit elektrischer Zahnbürste
Nachweislich wirken Vibrationen detonisierend und lymphaktiv auf das Bindegewebe. Auch verklebtes Narbengewebe, sogar M. Dupuytren, lassen sich hervorragend damit behandeln. Im Hausgebrauch eignet sich hierfür eine elektrische

Abb. 5.10 Nach etwas Übung auch ohne Spiegel möglich: die Aktivierung des abgeflachten Fußgewölbes

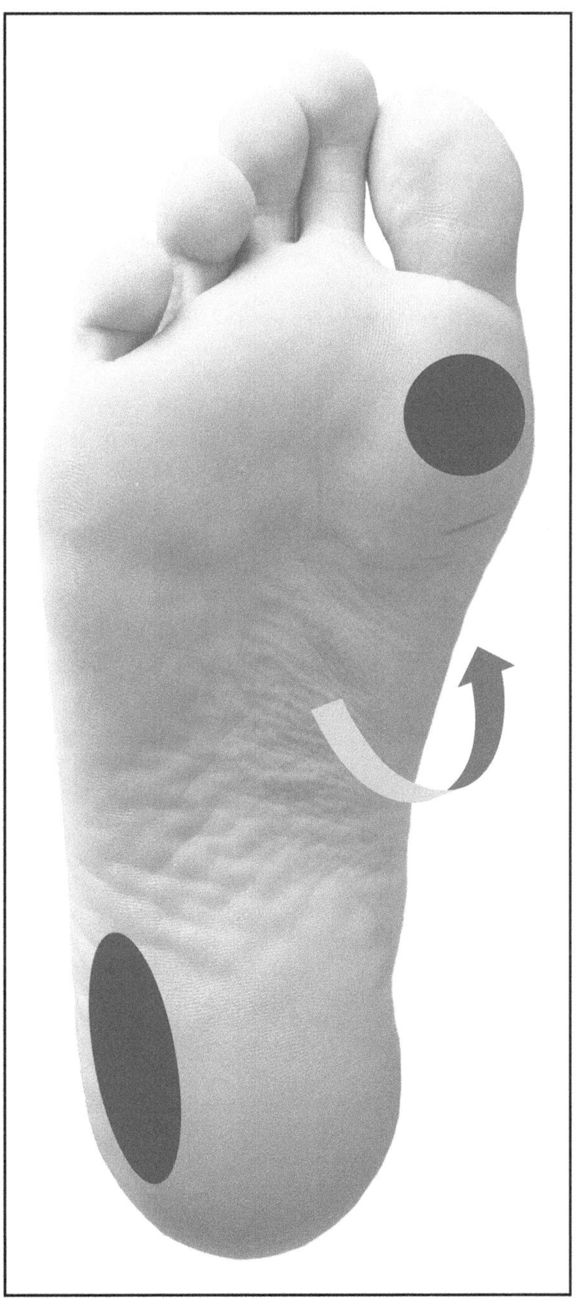

Zahnbürste. Ein extra weicher Bürstenkopf mit etwas Lotion wird vorsichtig um die Narbe herum ohne Druck in kreisenden Bewegungen geführt. Auf der Narbe selbst soll erst nach abgeschlossener Heilung gearbeitet werden. Die Behandlungszeit muss anfangs vorsichtig dosiert und nur langsam gesteigert werden.

Tipp 13: Filmen Sie die Übung
Überall in den Medien finden Patienten Übungen, die eine Verbesserung der Schmerzen versprechen. Verständlicherweise argumentieren Patienten damit, sich diese Übungen immer wieder ansehen zu können, um Fehler zu vermeiden. Sich diese Übungen anzusehen und für jeden zu selektieren, kostet wertvolle Behandlungszeit. Um die Technik sinnvoll zu nutzen und dabei die Individualität und den Datenschutz zu respektieren, gingen wir dazu über, unsere Patienten bei der Durchführung zu filmen. Mittlerweile verfügt nahezu jeder über ein Smartphone. Der Therapeut filmt dabei mit dem Handy des Patienten. So kann er sich die speziell für ihn ausgewählten Übungen beliebig oft ansehen und durchführen.

Um den Behandlungserfolg zu konservieren, ist die Compliance des Patienten von enormer Bedeutung. Durch die Befundung und Therapie findet der Behandler schnell defizitäre Areale, die vom Patienten regelmäßig beübt werden sollen. Schon zwei „Hausaufgaben" genügen, um Schwachstellen dauerhaft in Schach zu halten. Dabei ist es wichtig, dass sich keine Umstände für den Patienten ergeben. Das heißt, dass alle Übungen in den Alltag integrierbar sein, und keine großen Hilfsmittel benötigt werden dürfen.

Stichwortverzeichnis

© Springer-Verlag GmbH Deutschland, ein Teil von Springer Nature 2020
K. Klink und R. Eichinger, *Faszientherapie mit dem KLINEA-Konzept*,
https://doi.org/10.1007/978-3-662-61480-8